Bibliothèque des Connaissances médicales
DIRIGÉE PAR LE DOCTEUR APERT

(R. CESTAN)

Médecin de l'hôpital
Professeur de Clinique à la Faculté de Toulouse

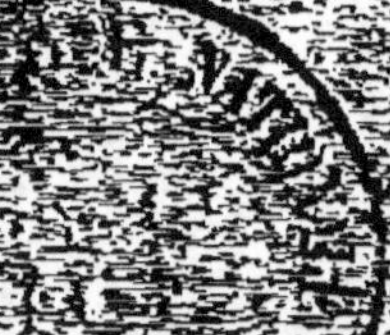

Les épilepsies

PARIS

ERNEST FLAMMARION, ÉDITEUR
26, RUE RACINE, 26

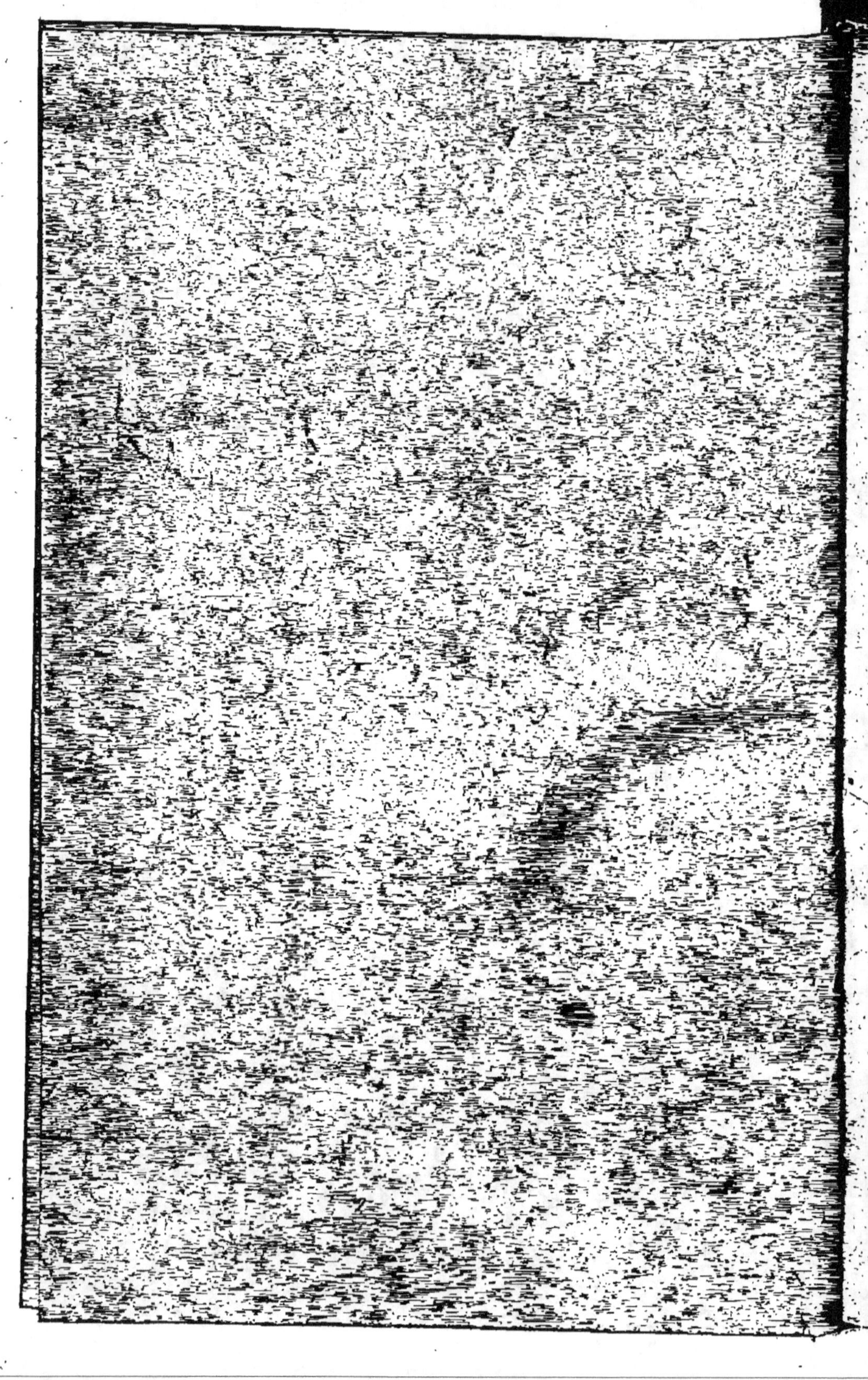

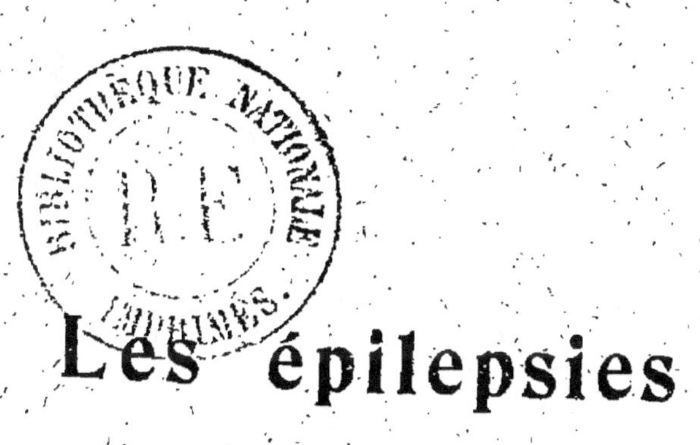

Les épilepsies

Bibliothèque des Connaissances médicales
DIRIGÉE PAR LE DOCTEUR APERT

Dᵣ R. CESTAN

MÉDECIN DES HÔPITAUX
PROFESSEUR DE CLINIQUE NEURO-PSYCHIATRIQUE
A LA FACULTÉ DE TOULOUSE

Les épilepsies

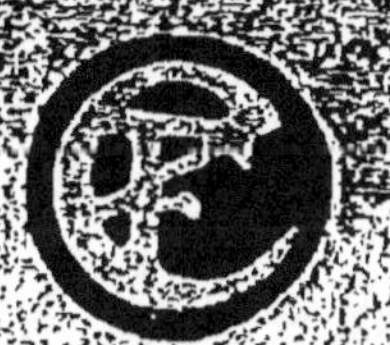

PARIS

ERNEST FLAMMARION, ÉDITEUR
26, RUE RACINE, 26

1922

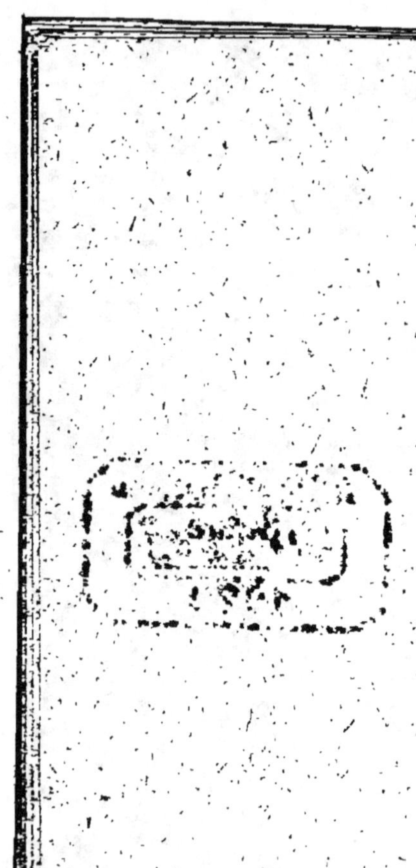

INTRODUCTION

Atteignant aussi bien les animaux que l'homme, pouvant frapper par suite tous les êtres pourvus de cerveau, l'épilepsie, vieille comme l'humanité, est de de tous les temps, de toutes les époques, de tous les lieux.

La soudaineté de ses attaques, leur aspect si souvent effrayant, leurs conséquences anti-sociales parfois si dramatiques ont, dès l'antiquité la plus reculée, frappé l'imagination des peuples, et cela d'autant mieux qu'on réunissait dans la même description l'épilepsie et la grande hystérie, cette dernière plus dramatique encore avec ses cris, ses hallucinations, ses contorsions, ses phases extatiques. Les Sibylles, les Pythonisses, les Devins, secoués par la transe, étaient non des épileptiques, mais des hystériques.

Il n'est donc pas étonnant que les Anciens aient vu dans l'épilepsie un mal mystérieux, une manifestation d'une influence divine, une sorte de possession. Ce sera donc par suite tour à tour, le *Morbus herculanus* parce que, d'après Arétée, Hercule en aurait été atteint; le *Morbus sacer*, le *Morbus divinus* de Platon; le *Morbus astralis* des Grecs et des Egyptiens qui croyaient en effet que la périodicité de la lune réglait celle des accès épileptiques; le *Morbus comitialis* des Romains, qui, persuadés de son origine divine, suspendaient les comices, si l'un des assistants était frappé d'une attaque, signe de noir présage ; le *Morbus dæmoniacus*, du Moyen Age ; le *Mal de Saint-Jean*, parce que les malheureux qui en étaient atteints invoquaient l'intervention de ce saint.

Ambroise Paré adopte une désignation plus clinique, l'*épilepsie*, du grec επίλαμξανείν, saisir brusquement.

De toutes ces appellations, deux ont été conservées et de nos jours on désigne l'affection sous les noms d'*épilepsie* ou *de mal comitial*.

Peu d'affections nerveuses présentent un champ d'études aussi vaste, aussi intéressant. Voici d'abord une symptomatologie d'une richesse remarquable, convulsions motrices, manifestations sensorielles, viscérales, troubles psychiques, les uns légers tels qu'amnésie, altérations du caractère, les autres graves englobant toute la large étendue et tous les degrés de la criminalité depuis la simple fugue jusqu'au crime le plus effrayant en passant par le vol, l'incendie, le suicide, l'attentat à la pudeur. Cette étude clinique sera exposée dans la première partie de l'ouvrage.

C'est ensuite la variété de l'étiologie, la recherche des causes multiples, lésions organiques, excitations réflexes, intoxications exogènes et endogènes, etc., qui permettent de décrire des épilepsies symptomatiques et posent ainsi le problème encore non résolu de l'épilepsie essentielle. Ce sera l'objet de l'étude de la deuxième partie.

Enfin, de ce long exposé, il faudra, dans une troisième partie tirer une conclusion pratique, je veux dire une thérapeutique et des règles d'hygiène rationnelle pour ces nombreux malades atteints de mal comitial qui vivent hantés par cette pensée : supprimer l'accès toujours imprévu, véritable épée de Damoclès, et éviter ainsi la divulgation de leur pénible secret.

Ce livre vient après bien d'autres traités plus copieux, signés de Tissot, de Legrand du Saule, de

Féré, de Gelineau, etc., après bien des travaux consacrés à l'épilepsie. Dans les hospices de Bicêtre et de la Salpêtrière, dans mon service actuel de clinique nerveuse, dans les centres militaires de réforme, dans mon cabinet de consultation, j'ai vu défiler des centaines d'épileptiques. J'ai donc voulu simplement écrire ce que j'ai pu voir, résumer mes lectures des travaux contemporains et, sans avoir la prétention de résoudre le problème de l'épilepsie qui attend depuis Hippocrate sa solution définitive, du moins montrer comment lentement, peu à peu, grâce aux progrès de la biologie, se dissipaient les nuages qui depuis si longtemps voilent de mystère le « morbus sacer », le « mal divin » des Anciens.

Les épilepsies

PREMIÈRE PARTIE

LE SYNDROME ÉPILEPTIQUE EN GÉNÉRAL

CHAPITRE I

Considérations générales.

Complète ou fruste, qu'elle soit motrice, psychique, sensitive, viscérale, la crise d'épilepsie est la conséquence d'une réaction spéciale du cerveau à certaines causes d'irritation variables dans leur nature et par suite dans leur mode d'action.

Un traumatisme du crâne, une tumeur du cerveau ne peuvent-être assimilés à une intoxication alcoolique, à une crise d'urémie convulsive, à une crise épileptique de nature réflexe, de sorte que les auteurs médicaux ont pu décrire : l'Epilepsie réflexe, l'Epilepsie essentielle, l'Epilepsie traumatique, l'Epilepsie saturnine, etc...

Mais, alors même que sur le terrain clinique on puisse décrire, non *une épilepsie*, mais *des épilepsies*, du moins la différenciation de ces diverses variétés repose surtout non pas tant sur des nuances dans le tableau épileptique lui-même que dans l'adjonction à ce tableau d'autres signes non cérébraux, relevant par suite d'altérations d'organes autres que l'encéphale, signes qui viennent en quelque sorte donner une teinte spéciale à un tableau clinique épileptique dont le fond reste toujours identique à lui-même.

C'est qu'en effet, nous verrons plus loin que la réaction du cerveau sous forme de crise convulsive épileptique est fonction non pas tant de la cause que de la physiologie pathologique de l'écorce cérébrale, de sorte que, si le clinicien peut décrire *des* épilepsies, le physiologiste, qui lui ne considère que le résultat d'excitants divers sur l'encéphale, a tout autant le droit d'employer le mot épilepsie au singulier, de parler *d'une* épilepsie, réaction spéciale du cerveau qui sera la trame commune de toutes les épilepsies du médecin.

D'autre part, cette épilepsie est constituée par un ensemble de signes relevant de l'altération les uns de la motilité, les autres du psychisme, d'autres enfin de la sensibilité ou des fonctions du système du nerf grand sympathique ; elle est donc formée par un ensemble, une combinaison, un amalgame de symptômes, auquel s'appliquera très justement la dénomination de *syndrome épileptique*.

C'est donc ce syndrome épileptique en général qui sera exposé dans cette première partie car, lui décrit, il sera dès lors facile de montrer ce qui différencie, ce qui nuance les différentes épilepsies.

L'épilepsie est un syndrome-moteur, psychique, sensitif, viscéral. Certes la crise convulsive, l'élément moteur, avec ses raideurs, ses secousses convulsives, son cri initial, l'aspect convulsé des yeux et du visage est bien celui qui porte à son apogée l'émotion de la personne qui voit se dérouler à ses pieds la crise épileptique ; mais les autres manifestations psychiques, sensitives, viscérales ne sont pas moins importantes. Bien mieux, il peut arriver que les troubles moteurs passent au second plan, qu'ils soient à peine esquissés, qu'ils fassent complètement défaut, soit seulement au cours de quelques crises, soit même, et ceci est capital, à l'état constant, dans toutes les crises chez le même malade. La crise épileptique est dans ce cas constituée, uniquement, par un syndrome psychique ou sensitif ou viscéral; ce sera l'épilepsie dite *larvée*, si importante en médecine légale puisqu'elle pose parfois d'une façon fort troublante le problème de la responsabilité de l'épileptique et devient le fondement de certaines théories de la criminalité.

Nous allons donc d'abord décrire la crise épileptique commune, pour exposer ensuite les formes larvées, et tout spécialement la forme psychique, la plus importante au point de vue social.

CHAPITRE II

La grande attaque d'épilepsie.

La grande attaque d'épilepsie ou grand mal, si pittoresquement définie par Paracelse le tremblement de terre de l'homme, se déroule en quatre périodes. Elles sont dues, les trois premières à l'excitation du cerveau, la dernière, à son épuisement consécutif. Ce sont :

1° La période de symptômes précurseurs ou *auras*;

2° La période de raideurs toniques ou *période tonique*;

3° La période de convulsions ou *période clonique*;

4° La période d'assoupissement comateux ou *période de stertor*, suivie parfois de phénomènes post-paroxystiques d'épuisement nerveux.

1° SYMPTOMES PRÉCURSEURS. — AURAS. — Cette première période fait assez souvent défaut. Alors que les trois autres périodes se déroulent le malade étant en pleine inconscience et ne pouvant par suite en conserver le souvenir, en faire le récit au réveil, les symptômes précurseurs sont au contraire perçus et reconnus maladifs par l'épileptique. Ce dernier en connaît donc toute la valeur, sait par sa malheureuse expérience qu'il doit voir en eux les signes avant-coureurs de son attaque. En effet, interrogé plus tard après la crise, il répondra presque invariablement :

« *Je n'ai pas conservé le souvenir de ce qui s'est passé, j'ignore si j'ai eu une grande crise, si je me suis débattu; on me l'a dit et c'est probable, car je me souviens assez bien avoir ressenti telle sensation (psychique, sensitive, viscérale...) et je sais que lorsque je ressens cela, c'est le prélude d'une crise ».*

Grâce à l'aura, l'épileptique peut donc prévoir sa crise. Il s'agit là d'une prévision à court terme; par sa soudaineté, sa brièveté, par l'arrivée rapide de la perte de conscience, au surplus par l'obnubilation intellectuelle qui l'accompagne, elle ne lui permet pas de prendre quelques précautions pouvant lui rendre la crise moins pénible, telles que s'asseoir, se coucher à terre ou sur un lit, prévenir l'entourage. En outre ces signes sont loin d'être constants; ils font souvent défaut. Il en est ainsi constamment dans les crises qui atteignent le malade pendant son sommeil; peut-être pourra-t-il parfois présenter quelque rêve, quelque cauchemar équivalant à une aura psychique. Il en est également souvent ainsi dans les grandes attaques comitiales survenant pendant l'état de veille ou pendant la journée : dans ce cas le malade pâlit, pousse un cri et tombe en attaque, ne conservant nul souvenir précis de sa crise.

Il est fort difficile de préciser la fréquence des auras. Tel épileptique n'en ressentira jamais; tel autre en présentera constamment; un troisième enfin sera frappé de crises, les unes avec et les autres sans aura.

Au point de vue pratique on peut diviser ces signes précurseurs en signes *éloignés* et en signes *immédiats.*

1° **Symptômes précurseurs éloignés.** — Tandis que l'aura proprement dite précède immédiatement l'accès, il s'agit ici de signes légers survenant dans les vingt-quatre heures ou quarante-huit heures avant la crise. Ils consistent parfois en modification de l'état général; il y a un état saburral de la langue, qui est blanche, sale; le malade ressent des troubles diges tifs; son appétit est diminué; il a de la diarrhée ou une constipation opiniâtre avec éruption cutanée, urticaire, prurigo, etc... Mais le plus souvent les signes précurseurs consistent en modifications du caractère dont s'aperçoit fort bien l'entourage immédiat du malade. C'est ainsi que certains épileptiques deviennent maussades, irascibles, coléreux, violents; d'autres au contraire sont affables, obséquieux, atteints d'une gaieté sans motif. Enfin parfois ce sont des cauchemars nocturnes, des secousses inopinées, brusques des membres, des mâchonnements des mâchoires ou des grincements de dents, des migraines, des hyperesthésies sensitives ou sensorielles telles que sifflements d'oreille, mouches volantes devant les yeux, etc...

2° **Symptômes précurseurs immédiats ou auras.** — Le malade préparait donc en quelque sorte sa crise depuis deux ou trois jours. Celle-ci va enfin survenir. Son symptôme précurseur immédiat porte le nom d'*aura*. Ce mot vient du latin *aura*, *vent*, car de toute antiquité l'aura a été comparée à une vapeur, à un souffle remontant d'une partie du corps vers la tête. Mais cette forme sensitive connue des anciens, n'est pas la seule et on doit décrire des auras *motrice, sensitive, sensorielle, psychique, viscérale.*

A. *L'aura motrice* est le plus souvent constituée par de simples tremblements, ou des secousses de la face, d'une main, d'un pied. Lorsque ces troubles moteurs sont localisés à un membre, ils apparaissent d'abord à son extrémité, main ou pied, puis en remontant gagnent ensuite la racine du membre, épaule ou hanche. Si le début a eu lieu au niveau de la main, l'aura gagnera la face en premier lieu; si l'aura a pris naissance au niveau de la jambe, elle atteindra dans sa marche envahissante d'abord le bras et en dernier lieu la face du même côté. Nous reviendrons plus loin sur cette loi de généralisation des manifestations épileptiques motrices ou sensitives.

Mais l'aura motrice peut être de forme plus complexe, consistant en de véritables actes systématisés, coordonnés vers un but à atteindre. Les uns seront assez simples, comme un bâillement, un clignotement des paupières, un mâchonnement; mais certains seront plus complexes, par exemple une marche, soit en avant, soit circulaire, en rond, une course droit devant soi pendant quelques mètres, un geste, un acte même, et ici l'aura motrice, par sa complexité, devient vraiment une aura psychique. Nous assistons ainsi à la transition entre un acte automatique simple, comme la marche, un acte automatique ayant pu représenter un état idéo-affectif, comme un geste, et enfin l'aura psychique.

B. *L'aura psychique* peut consister souvent en simples modifications de l'état émotionnel. Ce sera un accès subit, inexplicable de gaieté ou de tristesse. Mais parfois peuvent surgir du fond mental subconscient, en dehors de toute excitation exogène sensitive ou sensorielle susceptible d'en provoquer l'apparition, des idées ou des groupes d'idées, les unes que je pourrai dire purement idéatives, les autres, et ceci est plus grave au point de vue pratique, ayant tendance à s'extérioriser, à se transformer en actes, et cela malgré la résistance assez consciente du malade qui, ayant conservé une certaine lucidité, une certaine auto-critique, s'efforce en vain de lutter et de refréner ces impulsions à caractère antisocial. Ce sont : un vol à l'étalage, un incendie, un viol, un outrage public à la pudeur, un assassinat même, ou bien une poussée brusque de délire hallucinatoire. Mais étant donné l'importance de ces manifestations, je crois qu'il est préférable de les exposer plus complètement à l'occasion des formes psychiques du mal comitial.

C. *L'aura sensitive* est représentée par des sensations variées, le plus souvent sensation de fourmillement, ou de broiement ou de chaleur, de vapeur chaude ou froide, d'engourdissement, de perte du sens articulaire ; le malade avait un objet dans la main, il n'a plus conscience de son poids, de ses aspérités, de sa forme, de sa nature.

Cette aura sensitive suit, dans sa localisation initiale et son irradiation, les mêmes lois que l'aura motrice ; je veux dire que si elle a son point de départ au niveau de la main, ou même au niveau d'un doigt, pouce ou index par exemple, elle remonte progressivement vers le poignet, l'avant-bras, l'épaule, pour atteindre d'abord la moitié de la face puis la jambe du même côté. Si au contraire elle naît au niveau du pied, ce qui est au surplus très rare, elle gagne la cuisse, puis le bras, et en dernier lieu l'hémiface du même côté.

D. *Les auras sensorielles* peuvent siéger au niveau de tous les organes des sens.

Intéressent-elles la *vue*, ce sont alors des phosphènes, sensations analogues à celles que l'on obtient par la compression des globes oculaires, des éclairs lumineux, des sensations colorées, en rouge le plus souvent. Le malade peut même avoir des hallucinations visuelles d'objets, de personnes. C'est ainsi qu'une de mes malades atteinte d'une lésion du lobe occipital voyait avant sa crise une tête d'enfant toujours la même, et cela dans la partie de son champ visuel rendue aveugle par la lésion du lobe occipital. Un autre malade, blessé de guerre de la région de la zone corticale visuelle, était atteint de perte du champ visuel dans sa partie temporale droite et nasale gauche (hémianopsie homonyme temporale droite) ; il avait en même temps des crises épileptiques. Or, il était prévenu de l'imminence de sa crise par le fait suivant : il revoyait dans son champ visuel aboli le dernier incident qui l'avait émotionné ; en outre, il avait même la perception d'objets familiers, sa maison natale par exemple, mais alors c'était une vision spéciale, la maison paraissait grisâtre, sans relief et de proportions assez réduites. Ce sont là des faits très curieux, utiles même pour l'explication des hallucinations ; ils nous démontrent en effet combien complexe est le mécanisme de ces dernières, puisqu'il s'agit d'un souvenir visuel objectivé par le malade avec des caractères très particuliers.

Les *auras auditives* assez fréquentes, consistent en sensations de bourdonnements, de sifflements, de bruits étranges, parfois même d'hallucinations auditives : voix, injures, phrases même.

Les auras *olfactives* plus exceptionnelles comprennent des sensations parfois agréables, mais le plus souvent désagréables : odeur de pharmacie, d'œufs pourris, de viande décomposée, etc...

Les auras *gustatives*, beaucoup plus rares encore, consistent en sensations de goût désagréable, amer, etc...

E. *L'aura viscérale* est représentée par des accès de palpitations, des douleurs viscérales, précardiaque, gastralgique, intestinale ; par des symptômes d'oppression, de dyspnée ; par des réactions du tube digestif, nausées, vomissements, diarrhée, besoin d'aller à la garde-robe ; par des besoins d'uriner, ce qui peut exposer le malade à commettre malgré lui des outrages publics à la pudeur comme je l'indiquerai plus loin. Il semble bien que ces manifestations sont dues à une perturbation de l'innervation du nerf grand sympathique.

Fréquemment les auras s'associent chez le même malade, par exemple une aura sensitive se combine avec une aura motrice, une aura psychique avec une aura hallucinatoire sensorielle, etc... D'une manière générale, si la crise épileptique d'un malade comprend dans son cycle évolutif comme phase initiale l'aura, on peut dire que cette dernière se reproduira à chaque crise presque toujours avec les mêmes caractères, ce qui permet ainsi, soit au malade lui-même, soit à son entourage, de prévoir la crise convulsive.

II. LA GRANDE ATTAQUE. — Le malade se sent donc envahi malgré lui par les phénomènes de l'aura. Celle-ci augmente rapidement, motrice ou sensitive, elle se généralise suivant les lois que j'ai indiquées plus haut et bientôt en quelques secondes, la grande attaque se produit soudaine, brusque. Mais, ai-je dit, cette aura est inconstante et l'épileptique, non prévenu par suite, peut brusquement, sans avertissement, tomber en attaque. Il se livrait à une occupation, il se promenait, il dînait, quand tout à coup il pâlit, jette un cri rauque, spasmodique, dû à la contraction brusque, tonique, des muscles expirateurs et tombe comme une masse ; la crise va se dérouler.

On conçoit facilement toutes les conséquences fâcheuses, parfois même mortelles pour le malheureux épileptique. Ce seront un magistrat, un notaire, un avocat, atteints en pleine occupation professionnelle, en public. Ce seront une ménagère occupée aux soins du ménage qui pourra tomber dans le feu, ou répandre sur elle un liquide bouillant ou corrosif, un ouvrier qui fera une chute de sur un toit, une échelle, une voiture, dans une pièce d'eau ou une rivière, ou près d'une machine en marche pouvant dès lors le blesser mortellement ; c'est pendant son sommeil, un épileptique qui tombe la face en avant contre l'oreiller et meurt ainsi asphyxié, comme des cas en ont été récemment rapportés. Je pourrais multiplier les exemples... J'ai vu un malade mourir de la façon suivante : il était à table en train de manger un œuf à la coque lorsque l'attaque se produisit brusquement, elle détermina la pénétration d'une bouchée alimentaire dans les bronches, d'où mort rapide par asphyxie malgré des soins médicaux immédiats. On comprend fort bien que l'épilepsie ait de tout temps inspiré une véritable terreur et au surplus c'est ce début dramatique de l'attaque qui lui a valu ses diverses appellations : épilepsie (ἐπιλαμβανείν, tomber), mal comitial, mal sacré.

Puisque le malade ne peut, le plus souvent, prévoir la chute, il ne peut l'éviter ou du moins en atténuer les conséquences à la grande différence de l'hystérique, comme je le dirai plus loin. L'épileptique tombe brusquement, comme poussé par une force; il peut donc se blesser si dans sa chute il rencontre des objets consistants : pierre, fer, sol dur, etc... Des blessures de l'arcade sourcilière, des lèvres, voire même une fracture ou une luxation au niveau des membres, sont d'observation courante et deviennent au surplus un signe révélateur qui permettra rétrospectivement de reconnaître que la crise convulsive était bien de nature épileptique et non de nature psychonévrosique, hystérique, car si ce dernier peut en se débattant violemment se blesser avec les objets qui l'entourent, du moins sa chute n'a pas la brusquerie et la violence inopinée de celle de l'épileptique.

Le malade a donc pâli, poussé un cri et il est tombé sans connaissance. Dès lors vont se dérouler les trois périodes : a) *tonique*, b) *clonique*, c) *stertoreuse*, de la crise.

a) *Dans la phase tonique*, les membres sont raidis en extension; les doigts sont plus ou moins fléchis en contracture, le pouce en adduction, les muscles du cou contractés, la tête inclinée un peu en arrière et légèrement tournée en rotation, droite ou gauche; les dents sont serrées sur la langue et celle-ci pourra être souvent mordue assez profondément, les yeux convulsés en haut avec leurs pupilles dilatées et insensibles, immobiles lorsqu'on les excite par un faisceau lumineux. La cage thoracique est en expiration forcée, les muscles de l'abdomen tendus. Bientôt la circulation devient tellement gênée que, d'abord pâle au moment de la chute initiale, la face devient dans la suite violacée, asphyxique. Parfois même cette congestion veineuse passive sera intense au point de déterminer des ecchymoses au niveau de la conjonctive oculaire, et au niveau du cou sous forme de piqueté hémorragique, voire même des hémorragies soit du nez, soit des bronches, soit même du cerveau. La pression artérielle est au surplus très élevée, le pouls fréquent et fort, avec spasme artériel dont on a pu parfois avoir la certitude par l'examen des artères de la rétine.

Les sphincters ont perdu leur tonicité; il y a expulsion assez fréquente des urines et même des matières fécales. C'est là un signe excellent des crises qui se produisent pendant le sommeil nocturne et qui passeraient inaperçues si le malade ne trouvait pas le matin à son réveil ses draps souillés par l'urine ou même par les matières fécales.

Les membres sont bientôt agités d'un petit tremblement; des secousses font leur apparition au niveau des muscles du visage et on voit ainsi progressivement, en quelques secondes, à la *phase tonique* succéder la *phase clonique*.

b) Dans cette *phase clonique* la tête est agitée de violentes secousses de flexion ou de rotation; les paupières battent; les yeux ont des mouvements convulsifs en haut et en dehors, plus ou moins synchrones avec ceux de rotation de la tête; les mâchoires s'ouvrent et se ferment, mordant la langue qui est projetée au dehors; la bouche est tiraillée en haut et en dehors par des secousses brusques; la respiration, par les secousses irrégulières des muscles respiratoires, devient rapide, précipitée, irrégulière; une salive abondante, épaisse, parfois sanglante, s'échappe par saccades des lèvres tuméfiées, mordues même. En même temps, les mouvements des membres s'exagèrent, mouvements brusques, convulsifs, successifs de flexion et d'extension des doigts, de la main et de l'avant-bras associés a des mouvements synchrones de rapprochement des bras contre le thorax. Tantôt ces convulsions sont bilatérales, atteignant les deux côtés du corps, tantôt unilatérales ou prédominant nettement sur l'un des côtés. Le pouls reste fréquent; les battements du cœur précipités, l'incontinence des sphincters s'exagère. Mais les convulsions deviennent progressivement de plus en plus amples, bientôt elles se ralentissent, leur violence s'atténue et à la *phase clonique* succède la *phase stertoreuse*.

c) A la *phase stertoreuse* le malheureux épileptique est inerte sur le sol, les membres flasques, insensibles à la piqûre, à la chaleur; les réflexes tendineux et osseux sont abolis; les réflexes cutanés sont souvent supprimés et le réflexe cutané plantaire obtenu par la friction de la plante du pied avec une épingle se manifeste sous la forme du redressement lent du gros orteil au lieu de sa forme habituelle qui est la flexion rapide du gros orteil. C'est là un signe important pour différencier la crise épileptique de la crise convulsive hystérique. Les pupilles sont larges, dilatées; elles ne réagissent que très faiblement à la lumière. La face redevient calme, mais de pâleur livide, maculée par la salive sanglante qui s'est échappée de ses lèvres. La respiration est bruyante, stertoreuse, soulevant les lèvres et les joues.

On comprend que cette insensibilité si prolongée du malade peut l'exposer à de nouveaux risques. A-t-il eu sa crise près du feu, il pourra être grièvement brûlé pendant toute la durée de cette dernière. A-t-il autour de lui un entourage effrayé peu averti qui voudra le ranimer en lui appliquant de puissants révulsifs sur les pieds, comme sinapisme, eau chaude, brique brûlante, ces soins trop empressés vaudront au malheureux malade des brûlures parfois très profondes car, inconscient et insensible, il n'aura pu causer l'entourage que son zèle dépassait vraiment la mesure.

Au bout d'une dizaine de minutes, le malade revient peu à peu à lui, brisé, fatigué, épuisé, n'ayant conservé nul souvenir ou parfois qu'un souvenir très vague de sa crise, courbaturé pour le restant de la journée, dans certains cas même présentant des troubles post-paroxystiques importants.

III. PHÉNOMÈNES POST-PAROXYSTIQUES. —

Les phénomènes *post-paroxystiques* sont la conséquence de l'*épuisement* du cerveau, suite inévitable de la période d'*excitation* qui a provoqué la crise comitiale. Ils ne manquent jamais, légers ou intenses. C'est le plus souvent une sensation de fatigue générale, de courbature, d'épuisement avec diminution de l'activité du cerveau dans ses diverses manifestations motrices, volontaires, sensitives, sensorielles. Chez quelques malades ces symptômes acquièrent une intensité anormale prolongeant en quelque sorte la crise, de même que l'aura l'a devancée; ils sont même souvent du même type que cette dernière. Si l'aura a été psychique, l'épuisement post-paroxystique sera surtout psychique; si l'aura a été motrice, l'épuisement atteindra surtout le membre qui a été le point de départ de l'aura.

Dans la sphère *intellectuelle*, on observe de la diminution de la mémoire, de la fatigue; de l'attention, de la lenteur de l'association des idées, de l'aphasie, parfois même un état d'obnubilation intellectuelle, de désorientation, de confusion mentale passagère. Des idées fixes, des obsessions impulsives, des délires même peuvent éclore, exposant le malade à commettre des réactions antisociales graves dont il ne saurait être tenu comme responsable.

L'affaiblissement de la force motrice volontaire est fréquent; il s'accompagne d'une diminution de la réflectivité tendineuse et osseuse; il arrive parfois jusqu'à la *paralysie motrice* de la volonté, soit d'un membre, bras ou jambe (monoplégie), soit du bras et de la jambe du même côté (hémiplégie), soit des deux jambes (paraplégie). Cette paralysie atteint le membre siège de l'aura motrice ou des convulsions cloniques les plus intenses; elle est transitoire, et disparaît à mesure que diminue l'épuisement de l'écorce du cerveau qui a succédé à la période d'excitation convulsive.

De même on pourra constater l'existence de pertes momentanées de la *sensibilité* d'un membre, des troubles transitoires, soit de la vue (perception défectueuse des couleurs, ou même abolition de la perception de certaines d'entre elles, rétrécissement du champ visuel, diminution de l'acuité visuelle) soit de l'ouïe (affaiblissement de l'ouïe, surdité, vertiges). On a signalé un allongement du temps de réaction qui sépare l'excitation sensitive périphérique de la réaction motrice.

IV. MANIFESTATIONS D'ORDRE GÉNÉRAL. — *L'état général* lui-même est intéressé, surtout si le malade est atteint de crises nombreuses revenant en séries. Il présente un état saburral de la langue qui est blanche, pâteuse; l'appétit est diminué, le malade maigrit.

L'étude des modifications des *urines* a depuis longtemps retenu l'attention des auteurs, plus particulièrement en France. Il faut citer les travaux de Féré, de Jules Voisin, de Gilles de la Tourette, de Mairet et Vires. D'après Jules Voisin, l'albumine urinaire post-paroxystique existe dans la moitié des

paroxystique pour prévoir les crises et en prévenir les inconvénients (*Presse Médicale* 1920).

Le *sang*, d'après Jules Voisin, est d'aspect noir, poisseux ; recueilli dans un vase, son temps de coagulation est diminué et le sérum exsude en petite quantité de caillot. Henocque avait remarqué que l'activité de réduction de l'oxyhémoglobine des globules rouges était diminuée ; on peut également constater une diminution de nombre de ces derniers et une modification de leur valeur globulaire par diminution de l'oxyhémoglobine.

On a également signalé une augmentation post-paroxystique des globules blancs de sang.

La *ponction lombaire* a permis d'étudier au moment de l'attaque les modifications du *liquide céphalo-rachidien* qui entoure le cerveau et la moelle épinière. La pression du liquide est très élevée ; ordinairement l'examen au microscope ne montre rien d'anormal sauf parfois une quantité assez appréciable de globules blancs dits polynucléaires, signature d'un état congestif vraisemblable du cerveau ; le sucre et les chlorures de sodium persistent avec leurs chiffres habituels. Cependant Laures et Gascart ont remarqué que le taux de l'urée renfermée dans le liquide céphalo-rachidien était augmenté d'environ de 10 à 20 centigrammes. Par exemple deux de leurs malades A et M avaient respectivement, au moment de l'accès, 0 gr. 50 et 0 gr. 70 d'urée dans le liquide céphalo-rachidien et, en dehors de la crise ces chiffres étaient tombés à 0 gr. 40 et 0 gr. 35. D'après ces auteurs, l'inverse, c'est-à-dire la diminution du taux de l'urée, s'observerait dans la crise d'hystérie et on posséderait ainsi un moyen de diagnostic permettant de distinguer la crise hystérique ou hystéro-épileptique de la crise franchement comitiale.

La description que je viens de donner de la *grande attaque comitiale* répond évidemment à une formule générale, par suite un peu schématique. En réalité, chaque malade « fait sa crise particulière », cette dernière évoluant, se développant avec une combinaison de signes psychiques, moteurs, sensitifs, qui est propre à chaque malade, se reproduisant toujours semblable à elle-même à chaque accès, se déroulant enfin avec une intensité variable des diverses périodes. L'attaque de celui-ci se caractérisera par telle Aura spéciale psychique ou sensorielle, l'attaque de celui-là par une intensité anormale de la phase tonique ou clonique ou la prédominance des secousses sur telle partie du corps, la crise de tel autre enfin par l'intensité des phénomènes post-paroxystiques.

Tous les degrés existent depuis l'accès fruste jusqu'au grand accès le plus complet possible ; toutes les combinaisons de signes psychiques, moteurs, sensitifs, sont possibles pour varier, nuancer l'attaque avec chaque individu. Mais, comme nous l'avons déjà dit, d'une manière générale, chez le même malade, les accès de même intensité se calquent assez exactement les uns sur les autres.

Nous venons de faire assister à une crise comitiale se produisant à l'état de veille du sujet, soit pendant la journée, soit pendant la nuit.

Mais elle peut également survenir pendant le sommeil, que celui-ci ait lieu pendant le jour ou pendant la nuit. Le plus souvent même l'épilepsie, dite essentielle, la grande épilepsie, fait son apparition par des crises qui se produisent pendant le sommeil nocturne avant d'atteindre le malade quand il est réveillé.

Si le comitial dort dans une pièce en compagnie d'autres personnes, ces dernières, réveillées par le cri initial ou les secousses convulsives, peuvent constater que ces crises nocturnes ressemblent aux crises diurnes avec les périodes et les suites que je viens de décrire. Si le malade couche au contraire seul, la crise épileptique ne sera pas constatée, le malheureux malade n'en aura pas conservé le souvenir précis ; mais il se doutera bien qu'il a eu une crise pendant son sommeil par l'existence, à son réveil, d'une fatigue extrême, d'un mal de tête violent, ou par la constatation d'une morsure de la langue, d'une ecchymose conjonctivale, de taches d'urine ou de matières fécales sur son drap de lit ou sa chemise.

Telle est la *grande attaque épileptique*, mais elle n'est pas constante, soit qu'elle alterne chez le même malade avec des formes incomplètes, soit que constamment ces dernières constituent la seule manifestation du mal comitial.

CHAPITRE III

L'épilepsie Bravais-Jacksonienne.
Les localisations cérébrales.

————

I. Définition. —— Depuis fort longtemps, les anciens observateurs avaient signalé que, chez certains malades, les secousses convulsives de l'épilepsie non seulement prédominent sur une moitié, droite ou gauche, du corps, mais même se limitent à un seul membre, le bras par exemple, le malade pouvant alors assister conscient à la crise dont il conserve ainsi un souvenir précis du commencement à la fin. Mais ce sont, d'une part, le français Bravais en 1827, d'autre part, l'anglais Huglings Jackson en 1866 qui ont plus particulièrement précisé la description de cette épilepsie partielle à laquelle Charcot a justement donné le nom d'épilepsie *Bravais-Jacksonienne* pour honorer la mémoire des deux auteurs précédents.

Cette épilepsie partielle Bravais-Jacksonienne est un syndrome particulièrement important en neurologie. Tandis en effet que les cliniciens précisaient son tableau clinique, l'anatomie et la physiologie démontraient que, d'une part, l'écorce cérébrale est excitable sous l'influence d'excitants électriques, chimiques, etc..., que, d'autre part, elle peut être divisée en une série de territoires distincts, chacun de ces territoires étant le siège cérébral, cortical, d'une fonction nerveuse spéciale, motrice, sensitive, visuelle, auditive, etc... Cette théorie des *localisations cérébrales* venait ainsi révolutionner la pathologie du cerveau qui piétinait sur place depuis des siècles. En effet, puisque l'écorce cérébrale est excitable, chaque territoire individualisé de cette écorce va répondre à l'excitation par une réaction *propre* à chaque région excitée de l'écorce cérébrale, un hyperfonctionnement temporaire, suivi parfois d'une période d'épuisement, le territoire moteur par une crise d'hyperesthésie, le sensoriel par des troubles de la vue, de l'ouïe, etc... Ce sont bien là des crises d'*épilepsie partielle* dont on saisit par suite l'énorme valeur clinique puisqu'elles vont nous permettre d'affirmer que cette forme d'épilepsie Bravais-Jacksonienne, motrice, sensitive, sensorielle révèle une lésion limitée d'un territoire du cerveau dont nous connaissons parfaitement le siège et les limites. Nous pouvons ainsi *localiser* la lésion au niveau du cerveau ; dès lors, dans certains cas, la chirurgie cranio-cérébrale saura désormais porter en toute certitude la couronne du trépan à certain point bien repéré, bien précis de la boîte osseuse cranienne recouvrant le territoire altéré de l'écorce cérébrale sous-jacente.

Cette division de l'écorce cérébrale en territoires fonctionnels distincts, séparés les uns des autres, montré en outre qu'il existe non *une épilepsie partielle*, mais des *épilepsies partielles*, résultant de l'excitation de chacun de ces territoires corticaux physiologiquement différenciés et anatomiquement distincts.

II. **L'épilepsie partielle motrice.** — Suivant le point d'origine des secousses convulsives, on distingue depuis les travaux de Bravais, trois types, le type *facial*, le type *brachial*, le type *crural*.

Dans le type *facial*, le malade sent tout à coup un fourmillement spécial dans un côté de la face, le droit par exemple; la commissure labiale droite est animée de petites secousses qui la tirent en haut et en dehors, les muscles de la mimique du côté droit du visage participant à ces secousses; la paupière clignote, les yeux se convulsent en même temps que la tête par une série de secousses convulsives rapides fait un mouvement de rotation vers le côté opposé; la langue peut participer à ces spasmes tonico-cloniques. Il en est de même parfois des muscles du larynx et si l'épilepsie partielle atteint le côté droit du visage, le malade peut être atteint d'une perte temporaire, de la parole articulée, d'une aphasie motrice. Cette crise convulsive reste parfois exclusivement *faciale*, s'atténue bientôt et tout rentre dans l'ordre, le malade n'ayant pas eu de l'obnubilation de sa conscience et conservant par suite un souvenir très précis de son état maladif. Mais chez d'autres sujets, la crise d'épilepsie partielle motrice après avoir atteint la face, va progresser, gagner d'abord le bras, puis la jambe du même côté, devenant ainsi *hémiplégique*, voire même qu'elle peut se transformer en crise épileptique complète, généralisée avec chute, perte de connaissance, morsure de la langue, émission d'urine, etc...

Dans le type *brachial*, la crise débute rarement au niveau de l'épaule, mais le plus souvent au niveau de la main, parfois même au niveau d'un ou plusieurs doigts, soit l'index, le pouce, soit les trois derniers doigts. C'est d'abord une raideur *tonique* des doigts, qui sont raidis, un peu fléchis, écartés, le pouce fléchi dans la paume avec une extension tonique du poignet et de l'avant-bras. A la phase tonique succède une phase clonique de secousses rapides plus ou moins violentes. La crise peut rester exclusivement brachiale, mais comme la crise faciale, elle peut se généraliser, gagner la racine du membre, l'épaule, puis tout le côté du corps, devenir ainsi hémiplégique, et, dans ce cas, elle atteint progressivement d'abord la face et ensuite la jambe, du même côté bien entendu que la main qui a été le siège initial de la crise.

Dans le type *crural*, l'épilepsie partielle revêt au niveau de la jambe la forme que nous venons de décrire dans le type brachial : d'abord, raideur tonique, puis secousses cloniques des orteils ; si elle se généralise pour devenir hémiplégique, elle gagne successivement la cuisse, puis le bras et enfin la moitié de la face de ce même côté.

Le mode d'envahissement progressif de l'épilepsie partielle obéit donc à la règle suivante :

Début facial, bras, puis jambe : *début brachial :* face puis jambe ; *début crural*, bras, puis face.

Cet ordre de progression des secousses a pour origine la disposition spéciale au niveau de l'écorce du cerveau des divers centres corticaux de la face, du bras et de la jambe. Ces centres, placés, comme je l'indiquerai plus loin, au niveau de la troisième frontale ascendante, se succèdent de bas en haut dans cet ordre : face, bras, jambe. Si donc par exemple une excitation part d'abord du centre de la face, elle atteindra d'abord le centre du bras, qui est plus rapproché de celui de la face, avant d'atteindre celui de la jambe plus éloigné.

En sens inverse, si l'excitation a son point d'origine au niveau de la jambe, elle ne pourra atteindre le centre de la face qu'après avoir parcouru celui du bras. Quand l'excitation part au contraire du bras, comme le centre de la face est très rapproché, et comme ce dernier est physiologiquement très associé à celui du bras, l'excitation partie du bras atteindra donc d'abord le centre du membre supérieur avant celui du membre inférieur.

L'intensité des deux phases toniques est de durée variable ; tantôt la crise consistera en une simple contracture tonique, tantôt la phase clonique sera

représentée par une série de petites secousses vibra-
toires ou bien au contraire par des mouvements assez
amples.

Ordinairement la phase secondaire d'épuisement
nerveux est à peine esquissée. Mais si les crises se
succèdent nombreuses dans la journée, le malade
peut être atteint de phénomènes de *paralysie* transitoire de la face, du bras, de la jambe. Le bras sera
faible sans force ; le malade le lèvera avec peine ; il
serrera les objets sans énergie, il remuera lentement
les doigts. Il traînera légèrement la jambe ; sa parole
sera troublée, la commissure labiale un peu abaissée
du côté paralysé. La tonicité musculaire sera diminuée ; on verra par exemple que dans la flexion
passive de l'avant-bras, l'avant-bras peut être appliqué
plus complètement contre le bras que du côté sain.
La main a tendance à se placer en pronation ; les
réflexes osseux et tendineux sont modifiés. Les mêmes
troubles existent du côté de la jambe. On peut trouver
une diminution des réflexes cutanés, une inver-
sion du réflexe cutané plantaire qui se fait en extension (signe de Babinski), des mouvements de
syncinésie, etc...

Comme je l'ai déjà indiqué, suivant la cause provocatrice qui irrite l'écorce cérébrale, l'écorce partielle
pourra conserver toujours le type d'épilepsie partielle,
et cela malgré le nombre, parfois considérable, de
crises journalières. Mais chez d'autres malades, elle
pourra se généraliser, soit que restant toujours
avec un début partiel elle se transforme au moment
de certaines crises plus violentes en attaque généralisée, soit que le malade présente d'abord des
crises partielles au début de son affection, puis des
crises mixtes et finalement même, au bout d'un
certain temps, des crises d'emblée généralisées.

A côté de cette forme convulsive monoplégique ou
hémiplégique d'épilepsie motrice, il faut placer,

dans les épilepsies partielles, certaines formes plus complexes qui sont cependant de véritables équivalents épileptiques moteurs.

Féré a décrit une forme *choréiforme*, Preobajenski une forme *athétosiforme* caractérisées par l'apparition passagère, la première de mouvements analogues à ceux de la chorée, la deuxième de mouvements lents, continus, consistant en flexions et extensions irrégulières des doigts, du poignet, de l'avant-bras. Ce qui paraît indiquer la nature vraiment comitiale de ces faits, c'est leur alternance fréquente avec des crises convulsives et leur amélioration par le traitement bromuré.

Newham, en 1849, a signalé pour la première fois, le *spasme nutans* ou *tic de Salaam*, étudié dans la suite par Romberg, Henoch, West, Féré, etc. West décrit ainsi la symptomatologie. Les enfants inclinent la tête et plient légèrement le corps en avant, mouvement qui s'exécute avec une grande rapidité, quelquefois vingt, cinquante, cent fois de suite, puis cesse et peut se reproduire une ou plusieurs fois dans les vingt-quatre heures. Pendant l'attaque, l'enfant paraît hébété, mais l'intelligence reparaît complètement après chaque attaque. Chez certains petits malades, à cette flexion antérieure de la tête s'adjoint un mouvement associé de haussement des épaules; chez d'autres, la flexion au lieu d'être antérieure se fait en arrière, par la contraction des muscles trapèzes.

Au surplus, ces mouvements s'accompagnent parfois de nystagmus, de secousses convulsives des yeux, voire même du bras ou de la jambe, ce qui paraît bien indiquer leur nature comitiale, nature évidente d'ailleurs sans discussion lorsque le tic de Salaam se transforme en grande crise convulsive.

On distinguera facilement ce spasme nutans transitoire, passager, avec les tremblements continus de la tête observés dans le tremblement essentiel, la sclérose en plaque, la maladie de Friedreich, etc.

On pourrait le confondre plus facilement avec certains tics de flexion ou de rotation de la tête, mais le tic est plus constant et surtout ne s'accompagne pas d'hébétude intellectuelle, tandis que dans le tic de Salaam, de nature épileptique, nous retrouvons pendant la durée du tic cette hébétude caractéristique des manifestations épileptiques.

A l'heure actuelle, à la lumière des faits nouveaux dus à l'encéphalite léthargique, quelques auteurs voient dans certains tics de Salaam une forme spéciale, myoclonique de cette encéphalite léthargique. On sait en effet que l'encéphalite léthargique peut s'accompagner de secousses brusques, brèves, des muscles, déterminant un petit déplacement de la tête (flexion, rotation), des épaules (soulèvement), des bras et des avant-bras (flexions); la récente épidémie a montré la fréquence de cette forme myoclonique de l'encéphalite léthargique. Or ces myoclonies intenses pendant la période aiguë de l'affection peuvent persister indéfiniment. On pourrait donc peut-être lui rattacher certaines formes de myoclonies que certains auteurs considéraient autrefois comme des manifestations épileptiques. On peut très bien admettre au surplus que l'encéphalite léthargique épidémique soit la cause et de l'épilepsie et de la myoclonie. Cette myoclonie est caractérisée par des secousses brusques dans tel ou tel groupe musculaire, myoclonie soit généralisée, soit localisée à une moitié du corps (type hémiplégique) soit à un seul membre (type monoplégique); elle peut, par son intensité, entraîner des mouvements brusques de flexion des membres, de rotation de la tête. Parfois elle est discontinue, intermittente et une de mes malades épileptiques en est un exemple remarquable; parfois elle est continue et a été décrite en 1894 par Kojewniko. Cet auteur signale en effet que chez quatre malades, dans l'intervalle des crises épileptiques, existaient des secousses ininterrompues atteignant certaines régions et dont l'aggravation conduisait aux crises épileptiques vraies.

Peut-être pourrait-on faire rentrer dans le cadre des épilepsies motrices partielles des formes plus complexes, constituées par quelques actes automatiques, tels que la marche, la course, formes que j'ai déjà signalées comme pouvant constituer des auras motrices. La course est brusque, rapide, précipitée, absolument impulsive. S'il rencontre un obstacle, un banc par exemple, le malade le franchit ou le contourne, ou même se met à tourner tout autour. D'autres fois l'épileptique tourne en rond ou bien plusieurs fois sur lui-même. Le plus souvent, cette *épilepsie procursive* n'est qu'une aura qui précède la grande crise convulsive; chez quelques malades, elle suit et complète au contraire l'accès convulsif; enfin chez d'autres, comme elle constitue uniquement la manifestation comitiale et peut même ne pas s'accompagner de perte de conscience, on doit la considérer comme une forme larvée motrice, une épilepsie partielle motrice.

Mais n'est-ce pas là plutôt une impulsion motrice, un acheminement vers la fugue ambulatoire?... On le voit, et je l'ai déjà signalé plus haut en exposant les auras motrices, nous trouvons une série d'actes automatiques, plus ou moins complexes, qui servent de forme de transition entre la forme motrice, simple secousse myoclonique convulsive, et l'équivalent psychique épileptique.

L'épilepsie partielle motrice peut être exclusivement motrice; mais parfois à cette épilepsie motrice s'associe une épilepsie partielle sensitive.

III. Epilepsie partielle sensitive. — Cette variété obéit aux mêmes lois de localisation initiale et de progression que la forme motrice. La qualité seule

diffère. Il est une sorte d'engourdissement, ou bien
une crampe, une sensation soit de brûlure, soit de
torsion, soit de fourmillement qui, comme une vague,
envahit peu à peu le membre, bras ou jambe, ou la
moitié de la face.

L'examen montre que ces troubles subjectifs de la
sensibilité s'accompagnent parfois de troubles objectifs, c'est-à-dire constatables par un observateur,
troubles de la sensibilité du membre, dans le déclen-
ment, eux post-paroxystique de l'écorce cérébrale
et constitués par une diminution de la sensibilité
tactile dans ses divers modes (localisation erronée
des points touchés, diminution de la sensibilité
tactile au chaud, au froid, à la piqûre, diminution
des sensibilités profondes, etc.). [illegible] plusieurs
de ces troubles [illegible] importants de la sensibilité [illegible]
[illegible] pendant une importance considérable, car la
[illegible]tion précise de la sensibilité des membres au
niveau de l'écorce cérébrale n'est pas fixée d'une
manière définitive. La neurologie de guerre par[illegible]
[illegible] démontre que les lésions de l'écorce du cerveau
[illegible]vent déterminer des troubles de la sensibilité des
membres très particuliers d'une part, par leur forme
[illegible] l'étendue, le distribution topographique de la
[illegible]
[illegible]
épilepsie partielle sensitive [illegible]
[illegible]
[illegible] épilepsie larvée [illegible]
[illegible] forme motrice [illegible]
[illegible] motrice.

V. L'épilepsie [illegible] L'épilepsie [illegible]
[illegible] cette épilepsie d'ailleurs fort exception[illegible]

nelles, constituent vraiment des formes larvées de l'épilepsie.

La plus fréquente est l'épilepsie *sensorielle visuelle* qui se manifestera sous la forme de troubles brusques, transitoires de la vue, se reproduisant identiques à eux-mêmes à des intervalles variables. On observera une diminution de l'acuité visuelle, un rétrécissement du champ visuel sous la forme d'hémianopsie (suppression de la vision dans une moitié du champ visuel) ou de scotome, parfois même l'apparition d'hallucinations visuelles.

Dans certains cas, d'après Féré, cette migraine si spéciale, dite *migraine ophtalmique* serait un équivalent épileptique, une forme larvée de l'épilepsie. J'ai pu observer un jeune homme, emporté plus tard par des signes cérébraux, qui présenta au début des crises épileptiformes motrices et des accès de migraine ophtalmique. On sait que cette migraine est caractérisée de la façon suivante : le malade voit mal les objets par trouble de l'accommodation, bientôt une partie du champ visuel s'obscurcit, soit au milieu (scotome central), soit dans une moitié verticale ou horizontale (scotome hémianopsique); en même temps surgissent des phosphènes, une raie brisée en ligne de fortification, très brillante, très vibrante et bientôt survient une douleur névralgique atroce alors que les phénomènes précédents disparaissent au bout d'une vingtaine de minutes.

Plus rarement, on observera une forme *auditive* avec diminution de l'acuité auditive, bourdonnements, hallucinations de l'ouïe, ou une forme *gustative* de l'épilepsie partielle.

Certains auteurs enfin considèrent comme forme d'épilepsie partielle larvée, certains accès d'*asthme* ou même d'*angine de poitrine* (Féré). L'accès d'asthme présente ceci d'intéressant qu'il peut être une manifestation dite anaphylactique au même titre que

suivant qu'elle atteint d'une part le côté droit ou le côté gauche du corps, d'autre part, la face, le bras ou la jambe. Ceci m'amène à indiquer ce qu'il faut entendre par localisations cérébrales de l'écorce.

Le cerveau, comme on le sait, comprend deux hémisphères, le droit et le gauche. L'action de chaque hémisphère du cerveau est croisée, le côté *droit* du corps relevant de l'hémisphère cérébral *gauche*, le côté *gauche* de l'hémisphère cérébral *droit*. L'écorce cérébrale de chaque hémisphère est divisée par des sillons profonds en plusieurs *lobes*, subdivisés eux-mêmes par des sillons moins profonds en *circonvolutions*. Vers le milieu de la face externe de chaque hémisphère se trouve ainsi un sillon profond, oblique de bas en haut et d'avant en arrière, il porte le nom de *scissure de Rolando*. Cette scissure répond à la zone pariéto-temporale, c'est-à-dire à la zone placée au-dessus de l'oreille. Son extrémité antérieure et inférieure se trouve environ à 5 ou 6 centimètres du bord supérieur du méat auditif sur une ligne perpendiculaire à l'arcade zygomatique et passant au niveau de la dépression présauriculaire. De là la scissure se dirige en haut et en arrière; son extrémité supérieure et postérieure est sur le diamètre antéro-postérieur qui réunit l'espace inter-sourcillier ou *glabelle* à la protubérance occipitale externe ou *inion*, elle est située à l'endroit où ce diamètre sagittal antéro-postérieur est coupé par un diamètre transversal et vertical passant à 3 centimètres environ en arrière du conduit auditif (Voir schéma n° 1).

Prenons donc comme point de repère sur le cerveau cette scissure si importante qui porte le nom de scissure de Rolando. En avant d'elle se trouve le *lobe frontal*, en arrière le *lobe pariétal*, ces deux lobes réunis par des plis de passage qui limitent en bas et en haut ledit sillon de Rolando; le supérieur porte un nom spécial, c'est le *lobule paracentral*.

Le lobe frontal est formé par une circonvolution ascendante ou *frontale ascendante* (FA) qui forme la lèvre antérieure du sillon de Rolando. Sur cette frontale ascendante prennent naissance, trois circonvolutions frontales horizontales, parallèles, superposées l'une sur l'autre et portant de haut en bas, les désignations de F^1, F^2, F^3. Ainsi donc F^3 vient se souder par un pied, le *pied de la troisième frontale*, à la partie inférieure de FA; c'est là une région

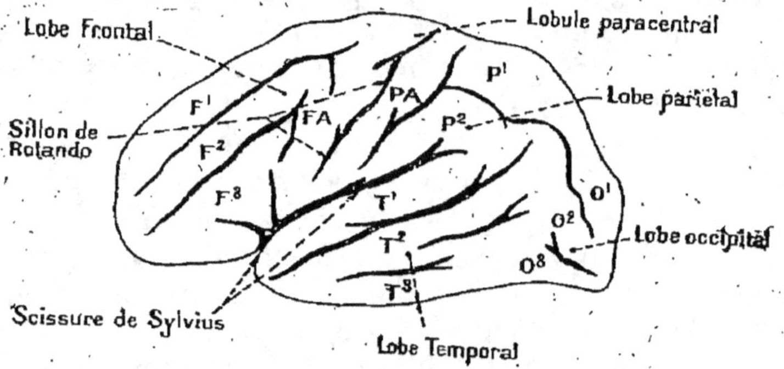

SCHÉMA I

Face externe du Cerveau gauche.

F^1, F^2, F^3 = 1re, 2e, 3e circonvolutions frontales. — FA = circonvolution frontale ascendante. — PA = circonvolution pariétale ascendante. — P^1, P^2 = 1re et 2e circonvolutions pariétales. — T^1, T^2, T^3 = circonvolutions temporales. — O^1, O^2, O^3 = circonvolutions occipitales.

très importante au niveau du cerveau gauche, car un peu en avant de ce pied de FA se trouve un pli, le cap de F^3, siège, d'après Broca, de la parole articulée, du langage articulé moteur (Centre de Broca).

Si FA constitue la lèvre antérieure du sillon de Rolando, le lobe pariétal en constitue sa lèvre postérieure par une circonvolution ascendante, la *pariétale ascendante* ou PA. Sur cette pariétale ascendante prennent pied deux circonvolutions pariétales horizontales P^1 et P^2.

On dénomme *zone rolandique*, cette zone du cerveau qui entoure le sillon de Rolando ; elle comprend donc la frontale ascendante, la pariétale ascendante et les pieds de naissance de F^3, F^2, F^1, P^1 et P^2.

La sensibilité des membres, tant de la peau (sensibilité superficielle) que des os et des articulations

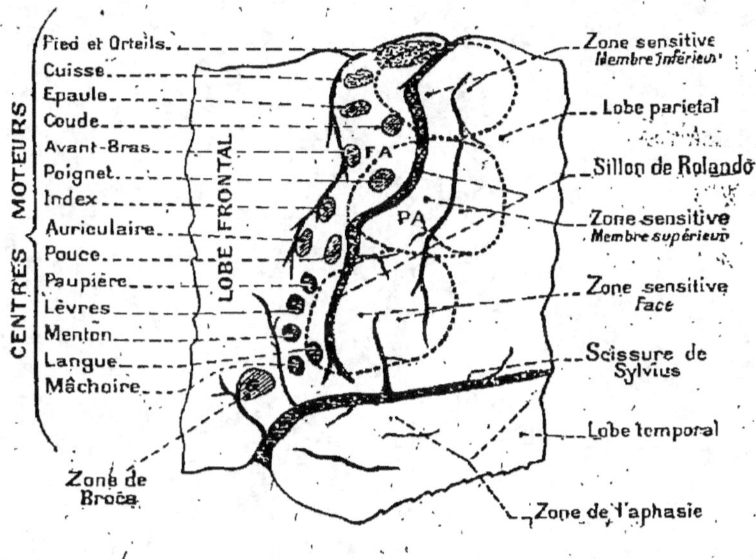

SCHÉMA II

Localisations motrices et sensitives de la zone rolandique (zone psycho-motrice) du Cerveau gauche.

(sensibilité profonde) après un long trajet et des étapes de relais dans la moelle et les noyaux gris placés au centre du cerveau, aboutit en fin de compte à l'écorce cérébrale. Il y a donc des localisations *sensitives* au niveau de cette dernière ; cela veut dire que la sensibilité de la main aboutit à une zone spéciale, limitée de l'écorce, que celle du pied aboutit à une autre zone qui ne se confond pas avec la précédente. En effet, si une lésion détruit ces territoires sensitifs, elle déterminera une perte de la sen-

braie (une lésion) du membre, tandis qu'on établit, dont
la contre-corde le cuir, la douleur, tandis qu'une lésion
irritative produira des sensations de fourmillement,
de brûlure, etc.

De même, lorsque je ferme volontairement la
main, lorsque je lève volontairement une jambe, je
ne puis accomplir ces mouvements, dits volontaires,
que parce que de certains points de mon écorce
cérébrale partent des fibres motrices qui aboutis-
sent aux centres moteurs, et je l'appelle lumière
[illegible] ces derniers : il nous arrive du volontaire. Les points moteurs de l'écorce cérébrale constituent les centres moteurs volontaires, et il existe des
centres particuliers pour la face, le bras et la
jambe.

Or justement ces centres sensitifs et ces centres
moteurs de la face, du bras et de la jambe sont
situés dans cette zone rolandique que je viens de
décrire, zone rolandique qui porte par suite également le nom de zone sensitivo-motrice du Prof.

Ces centres ne sont pas distribués au hasard,
mais ont une distribution constante. Quand Hitzig
a démontré que l'écorce cérébrale était excitable
par les courants électriques, on put établir réellement
[illegible] d'abord [illegible] on constata [illegible] les centres moteurs
[illegible] que l'excitation du centre de la main par exemple
détermine [illegible] seulement localisés
[illegible] il faut pour cela [illegible] essentiel de l'excitation.

L'hémisphère droit du cerveau commande [illegible]
du côté gauche de [illegible] les membres
[illegible] à côté du côté droit donc [illegible]
[illegible] de l'hémisphère droit [illegible]
[illegible] de la moitié gauche [illegible]
[illegible] la ligne médiane [illegible]
[illegible] de la partie inférieure du bulbe [illegible]
[illegible] l'action motrice volontaire d'une

veau sur la mobilité des membres et de la face est donc croisée.

Au niveau de l'hémisphère les centres moteurs volontaires sont placés au niveau de la circonvolution frontale ascendante. Ils se superposent de la façon suivante : 1° à la partie inférieure de FA et sur le pied de F³, les centres de la face ; 2° à la partie moyenne de FA, les centres du membre supérieur ; 3° à la partie supérieure de FA, les centres du membre inférieur. J'ai dit non le centre, mais *les centres*. C'est qu'en effet le territoire cortical moteur de la face et des membres a pu être subdivisé en petits centres distincts, répondant, non seulement parfois à des groupes musculaires distincts, mais également à une fonction motrice volontaire.

Par exemple, dans le centre de la face, on distingue des sous-centres pour la langue, pour le larynx, pour le clignement des paupières, la rotation associée, conjuguée de la tête et des yeux, etc... Dans le centre du bras, on distingue également des sous-centres pour les mouvements du pouce, de l'index, de l'épaule, etc... La face et la main si riches en mouvements distincts et bien différenciés auront donc au niveau de l'écorce des sous-centres nombreux. On comprend donc que si l'excitation d'un point limité au territoire moteur de l'écorce se traduit par un mouvement brusque, épileptoïde, on pourra avoir des manifestations épileptiques, motrices, parfois très localisées, une convulsion des yeux, une secousse du pouce ou de l'index, etc., si seul est excité le sous-centre correspondant aux yeux, au pouce, à l'index, etc...

Sur l'hémisphère gauche seul, près du pied de F³ se trouve le centre de l'articulation des mots, le centre du langage parlé ou centre de Broca. De même certains auteurs croient que sur ce même hémisphère gauche existe un centre de l'écriture au niveau du territoire du bras.

Je ne puis exposer ici cette question si passionnante des aphasies, cependant il semble bien que de plus en plus les neurologistes nient, presque avec unanimité, l'existence d'un centre de l'écriture, d'un centre de l'agraphie et se rallient même à l'opinion du professeur Marie qui enlève au centre de Broca son rôle de centre de la parole articulée, de l'aphasie dite motrice.

En somme on a pu arriver à préciser assez exactement les territoires moteurs, car évidemment l'excitation expérimentale de la zone motrice se manifestera par un signe objectif, directement constatable chez l'animal, la contraction tonique ou la convulsion des muscles dont on a excité le territoire d'innervation corticale. Mais au contraire les troubles de la sensibilité corticale, n'étant en somme que la perception de sensations, sont d'ordre exclusivement subjectif. Leur territoire cortical n'a pu encore être exactement précisé. Cependant les enseignements fournis par les blessures de guerre ayant lésé le cerveau permettent, semble-t-il, d'admettre que le territoire cortical sensitif est assez large. D'une part il se superpose au territoire moteur au niveau de la circonvolution frontale ascendante en ce qui concerne la sensibilité superficielle des membres (tact simple localisation des sensations, chaleur...), de sorte que ces centres de la frontale ascendante seraient mixtes, sensitivo-moteurs. Mais, d'autre part, le territoire sensitif s'étend également sur la circonvolution pariétale ascendante et la pariétale inférieure en ce qui concerne la sensibilité profonde des membres. Ainsi s'explique fort bien que, suivant le siège de la lésion, l'épilepsie partielle sensitive sera donc ou associée à l'épilepsie motrice si cette lésion atteint la circonvolution frontale ascendante FA, ou exclusivement sensitive si la circonvolution pariétale ascendante PA est seule intéressée.

J'ai insisté sur les localisations motrices et sensitives de l'écorce cérébrale à cause de la fréquence des auras ou des épilepsies partielles, motrices ou sensitives. Le cadre de cet ouvrage ne permet pas d'exposer les autres localisations cérébrales, en particulier les localisations sensorielles. Cependant, je signalerai la localisation du centre de la vue, placé à l'extrémité du lobe occipital et vers la face interne de ce lobe sur les deux lèvres d'une petite scissure très importante, la *scissure calcarine*. Le champ visuel de chaque œil comprend deux champs séparés par une verticale médiane, le champ temporal (du côté de la tempe) le champ nasal (du côté du nez), or, par une décussation particulière des fibres sensitives visuelles, le lobe occipital droit par exemple est la localisation sensitive du champ *temporal* de l'œil *gauche* et du champ *nasal* de l'œil *droit*. Une aura visuelle sensorielle, phosphène due par exemple à cette excitation du lobe occipital *droit*, sera donc vue par le malade dans le champ visuel *temporal* de l'œil *gauche*.

Je dois enfin, en terminant, indiquer que les centres corticaux correspondant à la compréhension, les uns de la parole, les autres de la lecture des mots, se trouvent au niveau de l'hémisphère gauche, dans la région temporale, autour d'une profonde scissure qui se nomme « Scissure de Sylvius ».

Ces données anatomiques que je viens d'exposer rapidement nous montrent tout l'intérêt clinique de l'épilepsie partielle et des auras.

J'ai dit que l'écorce cérébrale était excitable, que cette excitation se traduisait par un symptôme *épileptoïde*, moteur, sensitif, sensoriel, aphasique, suivant le point de l'écorce excité. Par suite, si un malade présente une épilepsie partielle toujours constante dans sa forme, je puis en déduire qu'elle est sous la dépendance d'une lésion irritative de l'écorce cérébrale et je pourrai, grâce à la connaissance des localisations cérébrales, préciser le siège exact de la lésion du cerveau. Le malade a-t-il une épilepsie motrice qui constamment a son début au niveau de la main, je pourrai en déduire que la lésion intéresse la partie moyenne de la frontale ascendante droite. A-t-il au début de la crise des secousses de la commissure labiale, je pourrai dire que, très vraisemblablement, la lésion atteint la partie inférieure de la frontale ascendante gauche. Il me serait facile de multiplier les exemples.

De même, si la grande crise d'épilepsie est annoncée par une aura toujours la même, toujours identique, je pourrai en déduire, de ce *signal-symptôme*, que, vraisemblablement, le point de départ de la crise est au niveau de ce centre cortical, moteur, sensitif, sensoriel, dont l'excitation a créé l'aura motrice, sensitive, sensorielle.

Ces indications précieuses données au chirurgien, ce dernier dans des cas bien définis, pourra appliquer sa couronne de trépan, pratiquer une craniectomie au point voulu au crâne, mettre à nu les circonvolutions cérébrales, désignées par le médecin comme siège probable de la lésion. Bien mieux, il saura, chez l'homme comme chez l'animal, ayant le cerveau sous ses yeux, exciter son écorce avec une aiguille amenant un courant électrique de qualité et d'intensité bien choisies, et reproduire ainsi la crise d'épilepsie partielle que présentait spontanément le malade. Par cette méthode il aura reconnu avec une précision rigoureuse qu'il se trouve bien en présence du centre cortical présumé lésé et prendre ainsi toute décision chirurgicale, ponction, libération, excision, etc., suivant la lésion qu'il suppose être, chez son malade, la cause de l'épilepsie.

CHAPITRE IV

Les troubles mentaux de l'épilepsie.
L'épilepsie psychique.

I. Considérations générales. — C'est une notion clinique acquise depuis fort longtemps que les manifestations convulsives de l'épilepsie peuvent se compliquer de troubles psychiques de gamme variée, allant depuis le simple acte automatique, tel que la marche, jusqu'au délire violent hallucinatoire, jusqu'à la manie furieuse.

En effet le propre de la crise épileptique n'est-il pas de s'accompagner, dans la presque totalité des crises, de modifications graves du psychisme dont les principales sont la perte de conscience pendant l'accès, l'amnésie et la fatigue intellectuelle au réveil. La volonté consciente, celle qui, après réflexion et jugement comparatif, décide généralement que tel acte volontaire conscient va s'accomplir, est donc supprimée, abolie, subit une éclipse totale au cours de l'accès convulsif, tandis qu'au contraire pourra persister, voire même être en certaines parties pathologiquement exalté par une sorte de convulsion psychique ce fond mental subconscient de souvenirs, d'idées, de sentiments, d'éléments instinctifs, etc., fond de notre vie mentale qui fournit à notre moi volontaire conscient tous les matériaux nécessaires.

On comprend donc que, s'il y a, du fait de l'épilepsie, éclipse de la volonté réfléchie, consciente et au contraire conservation et même exaltation de ce fond mental subconscient, l'épileptique puisse accomplir des actes allant depuis l'acte automatique simple, comme la marche, jusqu'à ceux qui, comme le vol, le meurtre, l'accès délirant, la manie, etc., sont le résultat d'associations de complexes cérébraux plus ou moins nombreux, actes dont le malade, au réveil de son accès épileptique, n'aura conservé nul souvenir.

On avait vu également depuis fort longtemps que si ces manifestations psychiques survenaient le plus souvent à la fin de l'accès convulsif, elles pouvaient également le précéder, l'annoncer même, constituant ainsi une aura psychique. On avait reconnu également que souvent l'épileptique est atteint de troubles du caractère, présente parfois un état mental spécial en dehors de tout accès et surtout que la répétition par trop grande des crises arrive à déterminer un affaiblissement progressif des facultés intellectuelles, une véritable démence épileptique.

Ainsi, grâce à l'esprit d'observation, à la finesse d'analyse d'Esquirol, d'Herpin, de Falret, de Delasiauve, etc..., étaient rassemblés les documents cliniques qui permettent aujourd'hui de décrire les manifestations mentales venant compliquer l'épilepsie motrice convulsive.

En 1869 Morel apporte une notion nouvelle capitale. On connaissait l'épilepsie *larvée* que Trousseau avait magistralement décrite, on savait que le trouble mental peut, chez un épileptique ordinairement convulsif, être quelquefois la seule manifestation comitiale, constituer un équivalent épileptique psychique ; mais Morel vient en outre soutenir que, *d'emblée et tout le temps de la vie du malade*, cette manifestation mentale intermittente réalise la seule extériorisation du mal comitial. De même que la maladie peut être indéfiniment caractérisée par des attaques motrices convulsives, de même elle sera parfois constituée d'emblée, pour longtemps et souvent même indéfiniment, par des troubles mentaux, impulsions, délire hallucinatoire, manie furieuse, etc.

Discutée par quelques auteurs, cette opinion de Morel fut au contraire acceptée par Legrand du Saule, Magnan, Tardieu, Voisin, Féré. Bien mieux, le domaine de l'épilepsie psychique devait encore s'élargir au point d'absorber, avec Lombroso et son Ecole, une grande partie de la criminalité.

Voilà donc tout un groupe de troubles mentaux qui, au dire des auteurs, seraient de nature vraiment épileptique. Mais à l'examen des faits ce problème à résoudre est souvent bien loin d'être aussi simple. Nous avons dit que l'épilepsie, qu'elle soit convulsive motrice, sensorielle ou psychique, n'est qu'un syndrome, conséquence de l'excitation de l'écorce cérébrale par des facteurs variés, intoxication, traumatisme, infection, etc... Or, il n'est pas douteux que ce terrain nerveux spécial, sur lequel va éclore l'épilepsie, peut également produire des troubles mentaux de nature distincte de l'épilepsie.

Voici un paralytique général présentant des troubles épileptiformes; mais à côté de ces derniers vont se manifester des troubles mentaux spéciaux à la paralysie générale et tout différents de l'épilepsie. Voici un dégénéré mental, un alcoolique, un présénile, qui présentent des manifestations comitiales ; mais à côté de ces dernières, et peut-être même à l'occasion de ces dernières, vont pouvoir éclore des troubles mentaux, soit du caractère, soit de l'intelligence, qui ne doivent pas être confondus avec les manifestations vraiment comitiales.

Equivalents psychiques épileptiques et troubles mentaux produits plus spécialement par le terrain mental sur lequel évolue l'épilepsie, tels seraient donc les deux groupes de troubles pathologiques.

Certes, on peut souvent dépister tel ou tel signe permettant de rapporter un acte antisocial à l'un de ces deux groupes, mais également nombreux seront les cas qui seront la résultante de l'action de ces deux facteurs, éclipse de la conscience de nature comitiale et par suite exagération de l'automatisme du fond mental.

Le plus souvent la perte de conscience et par suite l'amnésie au réveil sont complètes ; l'acte pathologique y trouve là sa signature incontestée d'acte épileptique. Mais il faut également bien savoir que cette éclipse de la conscience peut n'être que partielle. Le malade garde, au moment de l'accès, une certaine conscience, vague, obscurcie, *crépusculaire*.

L'amnésie post-paroxystique est également d'intensité et d'étendue variables. Nous la verrons parfois intense au point d'englober, non seulement l'acte pathologique comitial, mais également, par un retour en arrière, les faits qui ont précédé l'accès épileptique, voire même les faits qui ont suivi cet accès, *amnésie rétrograde* et *amnésie antérograde*.

Chez d'autres malades, au contraire, elle sera incomplète ; le souvenir sera vague, mal localisé dans le temps ou l'espace. Il est possible même d'observer des cas d'amnésie retardée ; un épileptique pourra dans ce cas se reconnaître l'auteur d'un acte équivalent psychique dans un interrogatoire immédiat et nier au contraire plus tard de très bonne foi dans un deuxième interrogatoire plus tardif.

L'éclipse de la conscience épileptique sera donc ou totale ou partielle, mais produira toujours une diminution plus ou moins complète de la réflexion, du jugement, de la volonté consciente, freins de l'automatisme passionnel ou instinctif. Ainsi à la faveur de cet affaiblissement temporaire du psychisme conscient le fond mental automatique de l'épileptique plus ou moins complètement libéré va jouer un rôle important, que l'épileptique ne puisse résister soit à un mouvement passionnel occasionnel dont il aura cependant une certaine conscience, jalousie, colère, etc., soit à une poussée instinctive, le plus souvent alors sexuelle.

On comprend fort bien par suite qu'un débile mental, un pervers moral, un émotif anxieux, un alcoolique, un dément, pourront réaliser des équivalents psychiques épileptiques fort différents puisque chez eux le fond mental est différent.

Cette esquisse rapide des manifestations psychiques de l'épilepsie montre combien puissant est l'intérêt de leur étude au point de vue médico-légal, c'est-à-dire au point de vue de la responsabilité pénale de l'épileptique. Elle prouve combien pénétrante devra parfois se montrer l'analyse de l'expert médical chargé d'apprécier la nature de cette acte antisocial : vol, incendie, attentat à la pudeur, meurtre, dont sera inculpé l'épileptique. Il évitera ainsi un double écueil, d'une part considérer à tort comme responsables de malheureux malades qui peuvent même ignorer être atteints d'épilepsie, mais d'autre part dépister ce pervers moral qui sait user de la simulation avec le secret espoir de voir sa prétendue irresponsabilité présente et surtout future reconnue à son profit par une ordonnance de non-lieu.

II. **Le caractère des épileptiques.** — Bien souvent l'épilepsie évolue sur un terrain mental tout à fait normal si bien que, l'accès passé, le malade continue à vivre sa vie sociale, à exercer sa profession tout comme un individu normal.

Bien mieux, il serait possible de relever dans l'histoire des exemples célèbres montrant que l'épilepsie ne porte pas obstacle au développement d'un génie littéraire, politique, militaire, artistique.

L'ombroso par exemple range parmi les épileptiques : Newton, Molière, Pétrarque, Mahomet, Pascal, César, Napoléon, etc...; on a pu ajouter à cette liste les noms de Flaubert et de Dostoïewsky.

Mais il faut reconnaître que ces diagnostics rétrospectifs sont souvent bien fragiles et reposent sur des signes très discutables. Maxime du Camp par exemple écrit à propos de Flaubert : « Avant que sa 22e année fut tombée du sablier éternel, un mal implacable l'avait saisi, l'avait en quelque sorte immobilisé et lui donnait des étrangetés qui parfois ont surpris ceux dont il n'était que superficiellement connu... Le mal sacré, la grande névrose, celle que Paracelse avait appelée le tremblement de terre de l'homme, avait frappé Gustave et l'avait terrassé.

« Bien souvent impuissant et consterné j'assistais à ces crises qui étaient formidables. Elles se produisaient de la même façon et précédées des mêmes phénomènes. Tout à coup, sans motif appréciable, Gustave levait la tête et devenait pâle, il avait senti l'aura il disait : « J'ai une flamme dans l'œil gauche ». Puis quelques secondes après : « J'ai une flamme dans l'œil droit »... Cet état singulier se prolongeait quelquefois pendant plusieurs minutes, puis son visage pâlissait encore plus... Alors il poussait une plainte dont l'accent déchirant vibre encore à mon oreille et la convulsion le soulevait. A ce paroxysme où tout l'être entrait en trépidation succédait invariablement un sommeil profond et une courbature qui durait plusieurs jours. »

Certes cette description manque de précisions scientifiques indiscutables, mais il faut cependant convenir qu'elle se rapporte beaucoup plus à une manifestation épileptique qu'à un trouble exclusivement hystérique, car nous y trouvons les phases bien précises de la crise épileptique, l'aura, la phase convulsive, enfin le sommeil et la courbature post-paroxystiques. Toutefois, certains auteurs estiment que Flaubert avait plutôt des crises hystériformes.

Le diagnostic d'épilepsie serait plus certain pour le grand écrivain russe du siècle dernier, Dostoïewsky qui avait eu aux environs de 1860 des crises comitiales se répétant deux fois par semaine. Au surplus certaines particularités de sa vie ont été regardées comme des équivalents épileptiques psychiques, par exemple ses déplacements incessants dans la période 1862-1867. Mais peut-être ne s'agit-là qu'un exemple de cette manie ambulatoire si fréquente chez les dégénérés. Dostoïewsky a d'ailleurs multiplié dans ses livres des descriptions d'épileptiques, en particulier dans *Humiliés et Offensés*, *les Possédés*, *les Frères Karamazow*, et on a même voulu voir une auto-observation dans un de ces personnages épileptiques.

De même que chez Flaubert, ses crises étaient caractérisées par la richesse de ses auras. Chez Flaubert, c'était des flammes d'or, des bruits de grelots. Dostoïewsky ressentait des auras psychiques de tonalité idéo-affective agréable. « Vous autres, gens bien portants, écrit-il, vous ne soupçonnez pas le bonheur que nous éprouvons, nous autres épileptiques, une seconde avant l'accès. Mahomet a certainement vu le paradis dans une attaque d'épilepsie, car il en avait comme moi. »

On voit donc que parmi les épileptiques peuvent se trouver non seulement des hommes de talent mais également des hommes de génie. Faut-il donc croire que le génie est plus proche qu'on ne croit sinon de la folie du moins de la dégénérescence mentale ? Ce n'est point le lieu d'aborder ici cette passionnante question qui a déjà fait couler beaucoup trop d'encre. Je ne crois pas que l'épileptique puisse puiser, comme le soutient Dostoïewsky, dans sa maladie des sensations, y trouver des idées originales sublimes, des visions, des lucidités d'esprit lui permettant de produire ensuite des œuvres de génie. L'accès comitial au contraire détermine un état passager d'obtusion intellectuelle, de confusion mentale. Mais du moins, l'accès passé, la lucidité de l'esprit étant à nouveau pleine et entière, l'épileptique va continuer sa vie habituelle, bien souvent celle d'un débile mental si l'épilepsie est la conséquence d'une altération du cerveau, quelquefois aussi celle d'un savant, d'un artiste si elle rentre dans la catégorie de l'épilepsie dite essentielle.

Quant au caractère l'épileptique présente parfois des troubles résultant, soit de la maladie comitiale elle-même, soit du terrain nerveux spécial qui lui a permis de se manifester. Le plus souvent l'épileptique est un individu triste, pessimiste, très affecté de son infériorité; c'est parfois un coléreux, un vindicatif, un esprit mobile, versatile pouvant passer facilement de l'extrême bienveillance à la colère la plus violente, de la gaieté la plus vive à la tristesse la plus sombre, et cela avec une brusquerie, avec une violence et à l'occasion d'une émotion minime.

Ces variétés d'humeur ne sont chez certains malades qu'un paroxysme psychique épileptique ébauché qui se relie ainsi aux troubles psychiques proprement dits.

III. Troubles mentaux liés à l'accès convulsif. — Les troubles psychiques peuvent précéder immédiatement la crise et portent dans ce cas le nom d'*Aura psychique*. Cette aura sera, chez le même malade, constante dans sa forme et dans sa durée : acte impulsif, marche, course (épilepsie procursive), hallucinations, phrase toujours la même, etc... Cet acte impulsif pourra être banal, tel que courir, marcher, mais il pourra parfois se montrer plus complexe, avoir même une conséquence antisociale, vol, exhibitionisme, meurtre, etc... C'est alors un véritable équivalent psycnique épileptique et je l'étudierai plus loin.

La crise a eu lieu; le malade se réveille fatigué, obnubilé, n'ayant conservé nul souvenir de son attaque. Sa volonté consciente est encore faible; tel malade reste hébété pendant quelques heures, se livrant à des actes automatiques, tels que promenade, rabachage de phrases, etc., puis progressivement l'asthénie nerveuse disparaît, la conscience et la volonté reviennent à leur niveau habituel après ces heures d'éclipse. Tel autre malade sera plus sérieusement atteint; il a eu une série de crises convulsives subintrantes, un début d'*état de mal* et il restera quelques jours durant plus particulièrement obnubilé, fatigué, atteint de *confusion mentale* à type dépressif : mémoire défaillante, asthénie intellectuelle, perte de la reconnàissance et de l'identification plus ou moins complète des personnes de l'entourage, des circonstances actuelles de temps et de lieu, et parfois même hallucinations visuelles avec possibilité de réactions adéquates à ces hallucinations. Puis cet état crépusculaire s'éclaircit progressivement, comme le ciel s'éclaircit après l'orage, la conscience « se nettoie » et progressivement les facultés intellectuelles reprennent leur jeu normal. Evidemment le terrain mental joue ici un rôle important; un alcoolique épileptique sera par exemple plus prédisposé à voir ses accès se compliquer de confusion mentale post-paroxystique qu'un malade sobre atteint d'épilepsie traumatique par lésion cranienne.

IV. **Equivalents psychiques.** — Le terme *équivalent psychique* veut dire que le trouble mental psychique a la valeur d'un accès convulsif comme manifestation de l'épilepsie. Tantôt cet équivalent viendra remplacer de temps à autre un accès convulsif classique ou s'associer à un accès convulsif fruste, tantôt au contraire ces équivalents psychiques, comme l'a indiqué Morel, constitueront d'emblée, pour longtemps et peut-être même pendant toute l'existence du malade, les seules manifestations évidentes de l'épilepsie.

« Il existe, disait Legrand du Saule, une catégorie d'individus qui, à des époques jusqu'à un certain point périodiques, sont susceptibles de présenter tout à coup des anomalies intellectuelles d'une durée très brève, des étrangetés de caractère, des violences de langage, des écarts de conduite ou des impulsions fâcheuses avec ou sans troubles hallucinatoires de la vue, avec une véritable aura, mais invariablement avec une perte absolue de souvenir de tout ce qui a pu se passer pendant ces éclipses partielles de raison, de volonté et de liberté morale; les individus qui accomplissent parfois les actes les plus inattendus ne sont excentriques, immoraux, extravagants, ou malfaisants qu'à leurs heures, et chaque fois sont repris de leur sorte d'absence. Ils disent identiquement les mêmes mots, s'emportent de la même façon, profèrent les mêmes injures, commettent les mêmes actes et obéissent aux mêmes impulsions, etc... Qu'on le sache bien, ces hommes qui, à des intervalles plus ou moins éloignés, vagabondent sans le savoir sont affectés d'épilepsie larvée. Chez eux la symptomatologie est réduite au côté intellectuel de la terrible névrose. Le vertige, l'accès incomplet et la grande attaque convulsive font défaut, ne se produisent que beaucoup plus tard ou ne se montrent jamais. »

Or, si ces équivalents psychiques épileptiques consistent souvent en quelques manifestations sans importance, geste, phrase, tic, marche automatique, ils réalisent au contraire parfois des actes antisociaux souvent compliqués et parfois effrayants, constituant le domaine de l'épilepsie délictueuse et de l'épilepsie criminelle. Malgré le haut intérêt médico-légal de la question, le cadre restreint de ce volume m'oblige à ne signaler que les formes principales. Falret les avait, suivant leur intensité, réparties en deux groupes : le *grand mal intellectuel*, et le *petit mal intellectuel*, le grand mal intéressant en somme tout le psychisme par exaltation ou dépression de toute l'activité psychique, le petit mal se manifestant par l'exaltation de certaines parties du psychisme.

Signalons en premier lieu, *l'absence épileptique*. Au milieu d'une occupation, d'une conversation, d'une marche, d'un repas, le malade soudain pâlit, perd conscience, insensible aux excitations extérieures, le tout s'accompagnant parfois d'un tic, d'un geste automatique, de quelques paroles. Cette absence ne dure qu'un instant et le malade reprend ou continue son occupation, n'ayant conservé nul souvenir de son trouble. Parfois cette absence s'accompagne de perte d'équilibre, de chute ; elle porte alors plus particulièrement le nom de *vertige épileptique*, et cette chute peut être brusque, apoplectiforme.

Trousseau a particulièrement insisté, comme nous le montrerons dans le chapitre du diagnostic, sur la confusion facile de cette forme de vertige avec l'apoplexie cérébrale.

Chez quelques malades, *l'absence épileptique* consiste exclusivement dans la perte de conscience, au point que le malade peut continuer ce qu'il était en train d'exécuter, mais la volonté réfléchie étant absente, des erreurs dans l'exécution peuvent se produire, les unes parfois risibles, les autres au contraire fâcheuses pour le pauvre malade.

Magnan a rapporté quelques exemples significatifs : Un jeune vertigineux saisissant une bougie et la croquant à belles dents, une cuisinière entassant dans son pot-au-feu des débris d'assiettes, des épluchures de légumes, du savon, une vieille chaussure et différents objets qui lui tombaient sous la main. Un individu entrait dans un magasin, payait ce qu'il achetait et pris subitement de vertige, continuait à déposer sur le comptoir tout l'argent qu'il avait dans sa poche. Une femme coupait des tartines de pain à ses enfants, prise de vertige, elle continue les mêmes mouvements et se fait une blessure profonde avec le couteau. Un faucheur aiguisant sa faux, surpris par un vertige, continuant avec la main droite son mouvement de va-et-vient se faisait de cruelles blessures. Les conséquences peuvent être plus désastreuses et Magnan rapporte l'histoire d'une jeune femme qui, faisant sa chambre, avait replié son matelas du côté de la tête du lit et avait déposé son enfant sur l'autre moitié restée libre, puis prise d'un vertige comitial, avait rabattu sans y penser le matelas sur l'enfant et l'avait ainsi asphyxié.

Féré a signalé des crises de *narcolepsie*, de sommeil subit allant de quelques minutes à quelques heures.

Mais l'obnubilation intellectuelle peut être plus prononcée allant depuis l'obtusion dénommée *état crépusculaire* jusqu'à la confusion mentale avec stupeur.

Dans l'*état crépusculaire*, le malade est obtus, ses perceptions fragmentaires, ses réponses lentes, monotones, son association d'idée pauvre, sa mémoire d'évocation lente, sa faculté de localisation et de reconnaissance diminuée, sa vie intellectuelle consciente appauvrie. Il semble donc que le malade est à moitié réveillé, ne sachant plus distinguer ce qui est réel de ce qui est la fiction, ne saisissant pas les questions que l'on doit répéter avec insistance et auxquelles il ne donne qu'une réponse défectueuse.

Un degré de plus et le malade tombe dans la *confusion mentale* soit avec stupeur, inertie, gâtisme, soit avec association à ces troubles d'hypoactivité, des signes d'hyperactivité de certains éléments psychiques caractérisés par des hallucinations, des idées délirantes, soit mystiques, soit de persécution, etc....

Chez certains malades ces éléments d'hyperactivité l'emportent et réalisent ainsi le tableau dit de la *manie épileptique*.

Cet accès de *manie épileptique* consistera parfois en simple *excitation maniaque*; l'épileptique devient irritable, se plaint, s'agite, injurie l'entourage, tient des propos inopportuns, peut se livrer à des outrages publics à la pudeur. Le délire est souvent de nature mystique, religieux, mais parfois aussi ambitieux ou de persécution.

Que l'excitation s'exagère et nous aurons sous nos yeux la manie épileptique, le *grand mal intellectuel* de Fachet, la *manie furieuse*. Ici le tableau peut être vraiment effrayant. Le malade est en pleine agitation, crie, vocifère, déchire ses effets, injurie, frappe avec violence, s'acharne sur sa malheureuse victime, est en proie à des hallucinations terrifiantes qui déterminent les réactions les plus graves, des actes de vandalisme commis avec la plus grande cruauté, tandis que sous l'influence de l'agitation, la fièvre s'allume, atteint 39° ou 40°, que la langue est sèche, rôtie. Cet état de fureur dure quelques heures ou quelques jours; le calme revient, le malade restant cependant obnubilé. Cet état de fureur soudaine pourra revenir plus tard avec ces mêmes caractères distinctifs de brusque apparition et de disparition rapide.

Un malade de Magnan, le nommé Auguste P..., était un épileptique méconnu de son entourage malgré l'existence d'absence et de vertiges épileptiques; il lui était arrivé de se trouver à terre avec une partie de son lait répandu sans pouvoir s'expliquer sa chute. Un soir, il dîne avec son appétit ordinaire tout en paraissant un peu bizarre; il se couche dans une soupente à côté d'un camarade; tout d'un coup, pris de délire, il se lève armé d'un pilon et frappe à coups redoublés sur la tête de son camarade qui expire aussitôt. On accourt, on trouve le meurtrier en chemise, déclamant, gesticulant, psalmodiant des chants d'Eglise, donnant une terminaison latine à des mots qui se succédaient sans la moindre cohérence. Il entre à Sainte-Anne et reste dix jours en proie à un état maniaque ; il est loquace, incohérent, crie, chante, siffle.... De vives frayeurs le tourmentaient par intervalles, on l'entendait pleurer, puis déclamer d'un ton sentencieux, comme au sermon, les mots suivants : *Misericordia regnus deus salvatos meus et dignos meos*. Il reste ainsi excité pendant cinq jours et ce n'est qu'après deux semaines qu'on peut fixer son attention et se convaincre que le malade n'avait conservé aucun souvenir de ce qui s'était passé.

L'impulsion épileptique est la manifestation psychique la plus importante au point de vue médico-légal. Il faut bien savoir en effet qu'elle peut se manifester avec une symptomatologie générale variable. Parfois, l'épileptique a eu un vertige avec perte complète de la conscience; l'acte impulsif est ainsi accompli d'une manière brusque, inopiné, malgré toutes circonstances de lieu qui devraient être un obstacle à sa réalisation, par exemple vol dans un magasin, exhibitionisme sur la voie publique; puis l'acte accompli, l'épileptique n'en conserve nul souvenir.

Voilà un équivalent qui s'affirme nettement et indiscutablement épileptique par ses deux caractères, inconscience et amnésie. Mais, chez d'autres malades, l'éclipse de la conscience n'a été que partielle, sa volonté réfléchie, son jugement, ont été simplement diminués, mais cependant à un degré assez prononcé pour qu'il n'ait pu résister à l'idée obsédante, impulsive et il gardera par suite un souvenir plus ou moins précis de son acte, dont il ne serait être cependant tenu comme responsable.

Or cette idée impulsive parfois surgira spontanément du fond mental instinctif, vol, attentat à la pudeur...; parfois au contraire sera une idée passionnelle suggérée par les circonstances extérieures, jalousie, discussion, etc..... Il faut à ce point de vue signaler les poussées coléreuses paroxystiques, rapides, brutales, à l'occasion d'une émotion, d'une contrariété allant ainsi aux conséquences les plus extrêmes; le malade crie, brise, frappe, maltraite, tue même, puis l'accès passé, ressent une violente céphalée, ne conservant souvent de cet accès de colère qu'un souvenir imprécis.

Les impulsions épileptiques surgissent à la faveur d'un état de confusion mentale, obnubilant l'intelligence, paralysant la volonté, favorisant de par cela même les décharges impulsives commandées par une idée, hallucinogène ou non, qui se présente soudainement à l'esprit. Le sujet, devenu le jouet de ses perceptions vraies ou fausses (illusions, hallucinations), de ses instincts, de ses penchants acquis, ne peut se défendre contre cette idée envahissante, alors même que son intelligence seulement voilée (état crépusculaire) en reconnaisse l'inutilité, l'inconvenance, la nocivité ou la criminalité. Par suite de l'inhibition totale de la volonté, l'épileptique, en pareil moment, devient une machine qui se meut automatiquement au gré des sollicitations qui le provoquent ; il se voit menacé, il frappe ; il pense à une personne qu'il hait, il tue.

Tel est le mécanisme général de ces impulsions épileptiques ; mais l'expression, le contenu de cet acte impulsif, sera variable, dépendant en effet, soit du fond mental du malade, soit des circonstances extérieures qui ont provoqué chez lui la réaction impulsive.

Il faut particulièrement signaler l'incendie volontaire, l'exhibitionisme, la fugue, le vol, le meurtre.

a) **L'Exhibitionisme.** — **L'attentat à la pudeur.** — L'*Exhibitionisme* consiste dans l'étalage eu public des organes génitaux constituant ainsi un outrage public à la pudeur. L'Exhibitionisme peut se rencontrer dans un certain nombre de maladies mentales : imbécilité, perversion morale, démence, épilepsie, revêtant dans chacune d'elle un aspect clinique qui leur est propre ; l'exhibitionisme d'un dément par exemple ne ressemblera pas à celui d'un pervers moral.

Or, dans l'épilepsie, l'impulsion à l'exhibition paraît revêtir deux formes. L'une, la plus fréquente, pourrait être dénommée la forme urinaire : le malade, en pleine inconscience, ou avec une conscience incomplète, urine dans un lieu public au grand scandale des assistants.

Trousseau rapporte l'histoire d'un magistrat qui, présidant un tribunal de province, marmotte quelques paroles inintelligibles, se lève, va dans la salle des délibérations, urine dans un coin et revient ensuite occuper son siège, n'ayant conservé nul souvenir de son acte. Legrand du Saule rapporte également l'histoire d'un voyageur de 1ʳᵉ classe qui se déshabille devant les personnes du compartiment et urine sur les genoux de la jeune fille qui se trouvait devant lui.

Mottet rapporte l'histoire d'un malade qui, dans une gare, se déboutonne et, à travers le guichet des billets, inonde de son urine l'employé.

Voilà ce que je puis dénommer les formes urinaires, voulant dire par là que c'est la fonction « miction » qui détermine l'impulsion.

L'autre forme, que je dénommerai sexuelle, est au contraire commandée par la fonction sexuelle. C'est ainsi qu'on a pu voir des épileptiques se livrer à la masturbation dans un lieu public, au cours d'un dîner même. Parfois aussi le malade peut se livrer à un attentat à la pudeur, tel cet épileptique de Legrand du Saule accusé d'avoir essayé d'introduire avec violence sa main dans le pantalon d'un homme pour le masturber.

b) **La fugue et l'automatisme ambulatoire.** — La *fugue épileptique* est une des formes de l'impulsion épileptique les plus intéressantes à étudier. Il faut en effet en distinguer plusieurs variétés.

Au degré le plus léger, c'est la *simple épilepsie procursive*; elle consiste en marche automatique en avant, en arrière, en cercle qui précédera (aura procursive) ou suivra la crise convulsive. Tout à coup le malade se met à courir droit devant lui, franchissant les obstacles, sautant même les murs (Mairet), parfois au contraire il va à reculons (Lannois) ou marche en cercle (Mingazinni). Cette marche ou cette course inconsciente ne dure d'ailleurs qu'un temps limité, quelques minutes ordinairement.

Chez d'autres malades, cette marche se montre plus complexe et d'une durée assez longue loin du domicile du malade, au point de constituer une véritable fugue avec crise d'*automatisme ambulatoire*. Or il a été beaucoup écrit sur l'*automatisme ambulatoire épileptique*; mais à l'heure actuelle il semble bien que l'on peut classer en deux groupes les observations que renferme la littérature médicale.

Le premier groupe comprend les cas de fugue épileptique indiscutable de l'avis de tous les auteurs. Cette fugue épileptique indiscutable n'est en somme qu'une épilepsie procursive de longue durée, parfois suivant un accès convulsif, parfois le remplaçant et dans ce cas véritable équivalent psychique. Toujours elle se produit à la faveur d'une confusion mentale, hallucinogène ou non, d'intensité variable.

L'épileptique subitement part droit devant lui, pâle, n'ayant qu'une conscience très obscure des objets qui l'entourent; il marche, court, franchissant parfois les obstacles : fossés, haies, murs; égaré, il erre de droite et de gauche, au hasard, ne répondant pas aux interpellations des passants et finalement reprend conscience au bout de quelques heures, d'un ou deux jours, tout étonné de se trouver aussi loin de son domicile. Mais cette fugue, cette crise d'automatisme ambulatoire peut se compliquer d'autres impulsions, sous l'influence d'hallucinations ou d'illusions, par exemple : incendie, vol, attentat à la pudeur, meurtre, et nous dirons plus loin les caractères si particuliers d'homicide épileptique commis avec une brutalité, une sauvagerie caractéristique.

Cette première variété de fugue est indiscutablement de nature épileptique; elle est assez brève; elle s'accompagne de perte de conscience, d'amnésie au réveil, d'un certain degré de confusion mentale, d'impulsions instinctives, d'un état d'obnubilation intellectuelle qui empêche le malade de s'adapter aux circonstances ambiantes. Dans cette fugue, le malade reste toujours un confus ou un délirant et au surplus chez le même malade elle se reproduira avec les mêmes paroles, la même évolution comme l'ont démontré Morel, Falret, Féré.

J'ai pu faire cette constatation sur un de mes malades. Après une crise comitiale, il est pris d'un état de confusion mentale avec hallucinations; tout d'un coup il sort du lit, saute par la fenêtre et fuit en courant à travers champs; il franchit ainsi tout nu quatre kilomètres; on peut le ramener chez lui et l'état d'agitation maniaque confusionnel ne disparaît que deux jours après. Or, cette fugue s'est reproduite deux autres fois avec la même intensité et la même forme.

Mais pour certains auteurs, il existerait une deuxième forme plus spéciale d'automatisme ambulatoire qui ne serait qu'une *épilepsie larvée psychique.*

Quelques exemples vont rapidement montrer les différences profondes qui distinguent cet automatisme ambulatoire de la première variété décrite plus haut.

Un malade de Legrand du Saule, marié, père de deux enfants, déclare qu'il a des lubies : « Je suis, dit-il bien tranquille quelque part et j'y gagne honnêtement ma vie, quand une lubie me prend, n'importe à quel moment, à mon travail, à souper ou dans mon lit, j'abandonne tout, femme, enfants, outils, argents, effets et j'enfile le chemin qui est tout droit devant moi. Pendant tout le temps que cela me tient, je ne peux pas me raisonner ». — Cette fugue dure longtemps ; le malade a visité ainsi la Savoie, la Suisse. — Excellent ouvrier, il pouvait travailler pendant cette fugue, amasser même un petit pécule pour rentrer chez lui.

Legrand du Saule cite également le cas d'un autre malade qui, en pleine inconscience, s'embarque au Havre, vit de la vie commune au bord du bateau sans attirer l'attention des passagers par la moindre extravagance de parole ou de conduite et ne reprend conscience qu'en vue de Bombay, tout surpris de se trouver ainsi dans un pays inconnu.

Charcot, dans ses leçons du mardi, présente un homme atteint d'automatisme ambulatoire dont je résume l'histoire : livreur de marchandises, il touche dans Paris pour son patron la somme de 900 francs, le 18 janvier ; à 6 heures du soir, il perd conscience et le 26 janvier se retrouve tout étonné sur un pont suspendu, dans une ville inconnue, c'était Brest. Il compte son argent ; de 900 francs, il ne lui reste que 700 francs, il a donc dépensé 200 francs ; ses habits sont propres ; ses souliers ne sont pas usés ; il a donc dû prendre le train pour se rendre à Brest. Pendant ses huit jours il a dû coucher à l'hôtel, puisque ses habits sont propres ; il a dû payer un billet de chemin de fer, le montrer aux contrôleurs, payer également ses frais de nourriture et d'hôtel puisqu'il a dépensé 200 francs. Ainsi donc, cet homme a agi pendant ces 4 jours comme un homme éveillé, ayant sa pleine conscience, sans commettre le moindre délit, la moindre inconvenance, sans que rien dans ses allures ait pu le faire considérer comme un malade. Étonné, notre malade se présente à la Gendarmerie et veut raconter son histoire. — « C'est bien, je connais ça », dit le gendarme en voyant une ordonnance de Charcot que lui présente le malheureux et ce dernier est soigneusement conduit au poste. La police envoie une dépêche à son patron. « Maintenez l'arrestation, l'argent qu'il porte est à moi », et le gendarme de conclure : « Vous voyez bien, je connais ces affaires-là ». — On le conduit en prison, menottes aux mains ; le Procureur de la République lui-même n'ajoute aucune foi à son récit : « C'est bien, c'est bien, nous verrons ça », et ce n'est qu'après six jours d'emprisonnement que le Tribunal reçoit enfin, de son patron, une nouvelle dépêche, et cette fois libérative : « J'apprends que mon employé est malade, ayez pour lui des égards ».

D'autres faits d'automatisme ambulatoire ont été publiés par Tardieu, Falret, Duponchel, Chantemesse et Widal, Cabadé, etc. Basant leur opinion sur le début brusque, soudain, de l'accès, la perte de conscience souvent totale pendant sa durée, le caractère irrésistible de l'impulsion, l'amnésie au réveil, l'amélioration enfin par un traitement bromuré, Legrand du Saule, Charcot, Falret, Lasègue voyaient dans ces faits d'automatisme ambulatoire, même en l'absence de crises convulsives épileptiques, des manifestations d'épilepsie psychique larvée, ce qui élargissait singulièrement le domaine de cette dernière. Cependant, il est évident que ces faits d'automatisme ambulatoire sont très différents de la première variété de fugue épileptique que nous avons décrite plus haut.

Dans la première variété, nous voyons un début subit, brusque, une impulsion dromomaniaque se produire à l'occasion d'un état plus ou moins prononcé de confusion mentale, une perte de conscience plus ou moins intense mais suffisante pour que le malade soit en quelque sorte *étranger* au monde extérieur, obéisse à son impulsion et donne ainsi tout le temps et d'emblée, l'impression d'un malade délirant ; nous voyons en outre une durée assez brève de la fugue, une répétition stéréotypée de la fugue.

Dans la deuxième variété, au contraire, le malade vit, pendant un temps parfois fort long, une deuxième vie pendant laquelle il s'adapte fort bien aux nouvelles conditions sociales ; il peut travailler, il sait descendre dans un hôtel, payer des notes, faire donc des calculs, un travail intellectuel sans donner l'impression d'un malade ; cette deuxième existence dure un temps variable, trois jours, plusieurs semaines ; puis brusquement le malade rentre dans son état normal, ayant oublié ce deuxième état. Il s'agissait donc là d'un *état second* et de nature très vraisemblablement hystérique. C'est là l'opinion soutenue par Raymond.

« Quand la crise ambulatoire est de longue durée, quand pendant la crise la conduite du sujet est correcte, le malade n'est point un *comitial*. L'homme de Legrand du Saule qui fait un voyage à Bombay n'était pas un épileptique. Lorsque les crises d'automatisme sont courtes et lorsque, pendant la fugue, les actes, l'attitude, la parole de la personne égarée peuvent faire soupçonner un état pathologique, cette personne est atteinte de *mal comitial* et non pas d'hystérie... Dire que les gens atteints d'automatisme ont eu des crises comitiales n'est pas probant parce que le malade épileptique peut être un hystérique et que son automatisme peut relever de son hystérie et non de son épilepsie ». (Babinski.)

« Jusqu'à plus ample informé, il convient donc de rester sur la réserve et de n'accepter que sous bénéfice d'inventaire, l'opinion des auteurs qui décrivent une forme spéciale et autonome de vagabondage impulsif de nature épileptique. » (Pitres.)

« Beaucoup de cas étiquetés épilepsie larvée doivent être considérés comme étant des cas de dédoublement de la personnalité chez des hystériques. » (Voisin.)

« L'automatisme ambulatoire amnésique, mais logique et coordonné est le fait de l'hystérie ; l'automatisme ambulatoire épileptique est toujours empreint de confusion. » (Joffroy et Dupouy.)

Nous nous rallions à l'opinion des auteurs précédents et nous disons : La véritable fugue épileptique n'est qu'une variété de l'épilepsie procursive, forme prolongée s'accompagnant toujours d'un état confusionnel de l'esprit et mélangée souvent avec d'autres impulsions d'apparence nettement comitiales, vol, incendie, meurtre... L'automatisme ambulatoire avec état second et dédoublement de la personnalité qui permet au malade de vivre une deuxième vie d'apparence sociale normale, et cela parfois pendant plusieurs jours, plusieurs semaines, est de nature hystérique.

Enfin, un épileptique peut être atteint d'impulsion dromomaniaque, du besoin conscient de vagabonder, d'errer, mais il s'agit là, non d'*épilepsie larvée*, mais d'une manifestation de déséquilibre mental chez un épileptique. On peut être à la fois épileptique, hystérique et dégénéré mental et, par un raisonnement et une analyse par trop simples, il ne convient pas de tout rapporter à la seule épilepsie, d'agrandir ainsi le domaine déjà fort étendu de l'épilepsie larvée, en lui rattachant toute une série de manifestations mentales relevant en réalité d'autres psychoses ou de l'hystérie.

c) **Le vol**. — Le vol vient souvent compliquer la fugue : le malade va droit devant lui, et niaisement, sans chercher à se cacher, à se dissimuler, prend les objets qu'il trouve et qu'il entasse dans sa poche.

En voici un exemple emprunté à Legrand du Saule. Le cas concerne un jeune homme intelligent, d'une famille d'un rang très élevé. Trois ou quatre fois par an, il se sent envahi par une sorte de vapeur et voit son intelligence se troubler aussitôt. Il part droit devant lui et lorsqu'il retrouve sa lucidité, au bout d'un temps variable, il est fort surpris de se trouver loin de chez lui, fatigué, les souliers couverts de poussière, ou de boue, les vêtements sales, en désordre ; il trouve dans sa poche toute une série d'objets : portefeuille, foulards, canifs, couteaux, dentelles, hochets, médailles de sauvetage, dés, cure-dents, etc... Arrêté, il est interrogé par un commissaire sur la provenance de ces objets et le jeune homme déclare qu'il ignore totalement comment ces objets se trouvent en sa possession ; il sait seulement qu'il vient d'avoir eu « sa crise ». La famille interrogée raconte que ces faits se sont déjà produits, que des vols semblables ont été commis par le malade et toujours avec une amnésie et une inconscience très nette, vols en somme tout à fait illogiques, car leur fils est d'ordinaire d'une honnêteté parfaite et jouit d'une situation de fortune considérable. Il s'agissait donc là de vols impulsifs au cours d'une fugue épileptique.

Parfois au contraire, le vol constitue la seule impulsion épileptique. Dans ce cas le malade pâlit, perd conscience et s'empare des objets placés à sa portée, à l'étalage, ostensiblement, malgré toute circonstance de lieu qui devrait arrêter cet acte anti-social ; la crise passée, le malade n'a gardé nul souvenir de son vol, fort étonné de trouver dans sa poche des objets hétéroclites, fruits, cravates, objets de bazar, etc...

Un malade de Lasègue est arrêté pour avoir volé des pruneaux à la devanture d'un épicier et cet homme disait n'en avoir conservé nul souvenir. Sa femme dit en effet qu'elle a trouvé à plusieurs reprises des pruneaux et des figues dans les poches de son mari et qu'elle remarquait dans ce cas que son mari avait uriné dans son pantalon. Cette émission involontaire d'urine était la signature évidente que le vol n'était qu'une *crise larvée* comitiale psychique.

Lasègue rapporte encore le cas d'un chef de bureau d'une Administration qui entre dans un magasin et achète divers objets ; pendant que la vendeuse prépare le paquet, il met dans sa poche les objets qui se trouvent sur le comptoir et sort sans payer. La demoiselle du comptoir court après lui, l'acheteur refuse de payer, disant qu'il ne sait pas ce qu'on lui veut ; il est conduit au poste, arrêté et après un examen approfondi, Lasègue put établir que ce vol devait être considéré comme un cas d'épilepsie larvée psychique.

d) **Le suicide.** — Le vertigineux épileptique, de même qu'il peut continuer au moment de son vertige un acte commencé, peut poursuivre la réalisation d'une idée fixe qui le préoccupait mais qu'avec sa conscience lucide il pourrait refouler ou vaincre.

C'est ainsi qu'on peut expliquer certaines tentatives de suicide chez des déprimés mélancoliques à l'occasion d'un vertige comitial. Magnan en rapporte plusieurs cas. Un ouvrier bijoutier était atteint de délire mélancolique et d'épilepsie. Un jour, découragé et ayant l'idée d'en finir avec la vie, il est assis sur un banc de la place du Châtelet. Tout à coup, pris de vertige, il se lève, va droit au pont et se jette dans la Seine. On lui porte secours, et revenu à lui il se souvient bien s'être assis, mais ignore comment il a pu tomber dans la Seine. De même, une femme atteinte également d'épilepsie et de mélancolie, fait plusieurs tentatives de suicide après des vertiges ; détail caractéristique, elle ne peut fournir nul renseignement sur ces tentatives exécutées pendant ces absences épileptiques et se souvient au contraire parfaitement de celles qu'elle a faites dans ses accès de mélancolie pure...

Chez quelques malades, la tentative de suicide a cependant lieu en dehors de toute idée mélancolique préexistante. Un malade de Magnan âgé de 21 ans, se promène sur la place de la Bastille ; tout à coup, sans se préoccuper des gens qui l'entourent, il entr'ouvre sa chemise et se plonge son couteau dans la poitrine ; revenu à lui et se voyant blessé, il demande avec étonnement ce qui s'est passé. Une autre fois, il frappe un camarade placé à côté de lui.

J'ai pu moi-même observer le cas suivant : En 1916 un militaire est hospitalisé dans mon centre de neurologie de la 17e région pour impulsions. Un jour, il se trouve assis dans une salle d'examens ; tout d'un coup, sans motif, il se précipite sur moi et me frappe violemment sur la tête avec sa musette renfermant verre et bouteille, il continue à frapper sur un infirmier venu pour me défendre et le blesse à la tête. Interné dans un asile, il se livre également sur lui-même à des mutilations brusques, inopinées, une première fois déchirant son scrotum avec les mains, une deuxième fois, se coupant la verge avec un couteau. Il présente en outre d'autres accidents vertigineux comitiaux et meurt finalement avec tous les symptômes d'une paralysie générale.

e) L'homicide. — Coups et blessures. — Le crime épileptique peut être commis dans des circonstances pathologiques diverses.

Dans une première variété, il fait partie du système délirant comitial : le malade est pris de délire épileptique que nous avons étudié plus haut, délire hallucinatoire, délire de persécution, délire mystique, et le crime apparaît comme une réaction antisociale, comme une impulsion dérivant des idées délirantes, associée d'ailleurs fréquemment dans ce cas à d'autres impulsions telles que fugues, incendies, vols, attentats à la pudeur...

Chez d'autres malades, au contraire, l'homicide constitue une impulsion morbide plus isolée. Dans ce cas nous trouvons tous les intermédiaires entre l'impulsion inconsciente avec amnésie au réveil et l'impulsion semi-consciente qui sera donc accompagnée de réminiscences plus ou moins précises et qui se produit à la faveur d'une confusion mentale légère mais suffisante cependant pour diminuer la volonté consciente, réfléchie du malade.

C'est dans de semblables circonstances que le crime paraît être parfois le résultat d'un mouvement passionnel assez conscient au point de paraître même prémédité.

Voici d'abord, empruntés à Trousseau, quelques exemples de coups et d'injures : « Un jeune homme va, avec quelques amis, dîner dans un restaurant du Palais-Royal. Arrivé Place Louvois, il tombe tout d'un coup par terre, se relève bientôt et se précipite sur les passants qu'il frappe avec violence. On le conduit au poste et pendant quelque temps il accable d'injures les soldats qui le conduisaient, leur crache au visage et s'il n'y avait pas eu de témoins de l'attaque épileptique qui avait été le début de cette scène étrange, si le malade eût été seul quand l'accident est arrivé, si le médecin, auquel je dois ces détails, ne fût intervenu, ce jeune homme aurait eu à répondre devant les tribunaux tout au moins du délit de rébellion ».

« Tout récemment j'étais consulté par deux jeunes gens nouvellement mariés. La dame me racontait que peu de temps après son mariage, elle avait été subitement réveillée, la nuit, par des mouvements étranges que faisait son mari ; puis tout à coup celui-ci l'avait frappée avec une terrible violence et si une domestique, accourue au bruit de la sonnette, ne l'eût délivrée, elle aurait pu être grièvement blessée. Cette scène s'était encore renouvelée quelques jours avant que l'on vînt chez moi ; cette fois, éveillée à temps, la dame avait pu allumer une bougie, voir les convulsions qui agitaient le malade et se soustraire par la fuite aux actes de fureur qui avaient immédiatement suivi. Ces tristes détails m'étaient donnés devant le pauvre malade qui avait parfaitement conscience d'avoir éprouvé quelque chose dont il ne se rendait pas compte et qui m'affirmait que souvent déjà avant son mariage il avait eu des vertiges dont le caractère avait été méconnu par les médecins. »

« J'ai encore à l'Hôtel-Dieu, dans mon service, une jeune fille d'un caractère doux et facile et qui a quelquefois, en vingt-quatre heures, jusqu'à cent attaques de Petit Mal. La première nuit, qu'elle passa à l'Hôtel-Dieu, on la coucha dans une chambre à part, avec une infirmière fort intelligente et fort dévouée. Au milieu de la nuit, l'infirmière fut réveillée en sursaut ; la malade s'était levée après une de ses attaques et l'accablait de coups. A peine une demi-minute s'était-elle écoulée que l'épileptique revenue à elle regagnait son lit, ne sachant ce qu'elle avait fait. »

Mais parfois les conséquences de ces impulsions épileptiques sont plus terribles et nous arrivons ainsi par gradation jusqu'à l'homicide épileptique.

Legrand du Saule cite le fait d'un garçon crémier qui assassine son meilleur camarade, ne se souvient de rien au point d'écrire une lettre très affectueuse à sa victime.

Kowalesky rapporte le cas d'un malade de 38 ans, homme d'un caractère doux, bon et aimable, qui a une profonde affection pour sa femme, Or, un jour, brusquement, sans prétexte, il tue sa femme d'une manière atroce, s'acharne sur sa victime, lui brise le crâne, les côtes, met en bouillie le foie, la rate, etc... Le meurtre accompli, il s'endort d'un sommeil tranquille et au réveil a perdu tout souvenir de son crime.

Voilà des exemples nets d'épilepsie larvée psychique et Legrand du Saule pouvait aussi caractériser cette variété de crime : « Absence de motif, absence de préméditation; instantanéité et énergie dans la détermination des actes ; férocité dans leur exécution ; développement d'une violence insolite et multiplicité des coups ; aucune dissimulation dans l'attentat et aucun soin de se cacher après le méfait ; indifférence absolue ; absence de tout remords, oubli ou réminiscences confuses et partielles ; absence de complices ».

Chez d'autres malades au contraire, la conscience persiste plus précise, la réaction homicide est le résultat d'une excitation passionnelle. Un malade de Kowalesky, D..., épileptique, se prend un jour de querelle avec le nommé P... Il le frappe, s'enfuit chez lui. P... le poursuit, D... s'empare alors d'un pieu, assomme P.., devant les spectateurs terrifiés, le frappe à coups de pied, le saisit aux cheveux, le traîne, le piétine. Puis, abandonnant sa victime, se dirige vers la rivière, prend un bain, va chez sa sœur, s'assied à table et s'endort tranquillement. Au réveil, il ne se souvient de rien.

Il peut parfois même arriver que le malade essaie de résister à l'idée obsédante criminelle : « Un paysan souabe était sujet à de fréquents accès d'épilepsie. Il éprouve, depuis deux ans, au lieu de ses attaques anciennes, un penchant inévitable pour le meurtre. Sentant monter l'accès, il demande qu'on l'attache : « Lorsque cela me prend, dit-il, il faut que je tue, que j'étrangle, ne fût-ce qu'un enfant.... Ma mère, sauve-toi ou il faut que je t'étouffe ». Pendant l'accès, il conserve le sentiment de sa propre excitation, il sait parfaitement qu'en tuant il se rendrait coupable d'un délit. L'accès dure deux jours. Remis en liberté, le malade se félicite beaucoup de n'avoir tué personne ». (M. Ardin-Delteil.)

La même question se pose pour le crime comme elle s'est posée pour la crise d'automatisme ambulatoire et d'ailleurs comme pour toutes les impulsions épileptiques.

C'est à la faveur de la confusion mentale épileptique que surgit l'idée impulsive : vol, fugue, crime, résultant soit d'une poussée instinctive, soit d'une réaction à une hallucination ou à une illusion des sens, soit d'une réaction à une excitation passionnelle, jalousie, colère, etc...

Si la confusion mentale est prononcée, le malade n'aura conservé nul souvenir à son réveil et on trouvera très nets les caractères qui permettront d'identifier la nature épileptique de l'acte : début soudain, brusque ; réalisation brutale, sans préméditation, sans complice, sans nul souci des circonstances...; fatigue et amnésie complète au réveil. Mais si la confusion mentale est moins prononcée, le malade aura gardé une certaine conscience dans ses actes qui seront moins illogiques dans leur exécution et dont il pourra se souvenir dans une certaine mesure ; or cependant son irresponsabilité sera entière, car l'état confusionnel avait détruit son libre arbitre en obnubilant pour un certain temps son jugement et sa faculté de volonté consciente, réfléchie.

Par dégradation successive, on arrive à l'impulsion morbide résultant surtout de la dégénérescence mentale, terrain sur lequel a éclos l'épilepsie. On voit ainsi combien vaste et à limites peu précises serait le domaine de l'épilepsie psychique, vaste en effet au point d'absorber, d'après Lombroso, une grande partie des criminels-nés.

D'après le Maître italien, les épileptiques présentent des stigmates physiques de dégénérescence :

anomalies craniennes, asymétrie faciale, etc., analogues à ceux présentés par les criminels-nés. Les
stigmates mentaux de dégénérescence sont communs
à ces deux variétés; l'impulsivité, la religiosité également, l'obséquiosité, la vanité, les perversions
sexuelles, le penchant aux boissons alcooliques, le
tatouage sont de nombreux points de contact entre
l'épileptique et le criminel-né. D'autre part, les
manifestations antisociales du criminel-né présentent, par leur impulsivité, une grande analogie avec
les équivalents psychiques épileptiques; d'ailleurs
« il est bien entendu que la fusion de la folie morale
avec l'épilepsie n'exclut pas l'atavisme..... ». Que
l'atavisme soit plus constant chez les épileptiques et
plus étendu que dans toutes les autres maladies
mentales, on le conçoit très bien, « si on se rapporte
à l'étrange religiosité de ces gens, au cannibalisme,
au penchant à mordre, et à bien d'autres caractères
de « bestialité ».

« L'analogie du fou moral, du criminel-né et de
l'épileptique apaisent pour toujours un différend
qu'on pourrait dire éternel jadis entre les moralistes,
les juristes et les psychiatres, et qui parfois existait
aussi entre les écoles psychiatriques. »

Cette théorie de Lombroso a soulevé de nombreuses controverses. Les stigmates physiques de
dégénérescence ne sont pas spéciaux à l'épilepsie et
n'ont pas de relation directe avec la criminalité. Si
la théorie lombrosienne était exacte, on devrait
trouver de nombreux épileptiques chez les prison-
niers; or la proportion des comitiaux chez les criminels est à peine supérieure de 3 à 5 p. 100 environ à
celle des comitiaux chez les non criminels. Certes
l'épilepsie peut conférer au crime quelques qualités
particulières, mais elle ne paraît pas créer le crime
par elle-même en dehors des équivalents psychiques
contraires proprement dits, et Baer dit justement :

« L'épilepsie et le crime n'ont de parenté ni dans leur existence, ni dans leur origine. Celle-ci est un produit pathologique, celui-ci nullement. Ils ont bien en commun une sorte de base dégénérative ce qui explique la concordance des tares, mais ce n'en sont pas moins deux phénomènes complètement différents ».

Il faut donc bien différencier le crime proprement dit, acte isolé du criminel, de la réaction antisociale, crime, vol, incendie, etc..., manifestation pathologique, équivalent psychique de l'épilepsie. Ce n'est que par une analyse serrée, pénétrante, que le médecin expert saura limiter le domaine de l'épilepsie larvée psychique et fixer ainsi le degré de responsabilité du prévenu pour les actes antisociaux, vol, incendie, meurtre, exhibitionisme, etc., qui lui sont reprochés.

V. **La démence épileptique**. — Ici aussi nous trouvons l'association des deux facteurs, le terrain nerveux spécial d'une part, les accès fréquents d'épilepsie d'autre part, déterminant un affaiblissement progressif du niveau intellectuel.

Il est, d'abord certain que bien des épileptiques, malgré des crises assez fréquentes, conservent durant leur vie entière une intelligence vive et active.

On comprend d'autre part fort bien que si l'épilepsie est la conséquence d'une lésion du cerveau, méningite chronique, encéphalite infectieuse de l'enfance, sclérose du cerveau, syphilis cérébrale, alcoolisme, artério-sclérose cérébrale, etc., le malade pourra présenter des troubles mentaux résultant de ces lésions et pouvant évoluer vers la démence de par leur nature elle-même.

Or, nous savons que l'attaque d'épilepsie peut laisser un certain état transitoire de confusion mentale dû à l'épuisement ou à l'intoxication de la cellule cérébrale ; que ces attaques soient fréquentes, que

par suite la cellule cérébrale soit fréquemment
atteinte, elle réparera de plus en plus difficilement
ses lésions intimes; la confusion mentale s'établira
progressivement en permanence et le malade tom-
bera ainsi dans un état démentiel progressif.

Cette évolution sera d'autant plus facile que le
cerveau était atteint d'une de ces lésions que nous
avons signalées plus haut. Or, avons-nous dit, ces
lésions peuvent par elles-mêmes déterminer un état
démentiel, elles s'associeront donc au facteur épilepsie pour déterminer un état démentiel parfois
assez rapidement progressif et qui empruntera ses
signes, tant à la démence épileptique simple qu'à la
démence organique causée par la syphilis, l'alcoolisme, la méningo-encéphalite de l'enfance.

Chaslin a bien fixé les caractères cliniques de cette
démence épileptique proprement dite : « Elle est
marquée par la perte de la mémoire, la perte de souvenirs au réveil et l'incapacité d'en acquérir de nouveaux, la perte du jugement, de l'imagination, l'affaiblissement extrême de l'attention, des erreurs de
reconnaissance et de souvenir, comme dans toute
démence, l'apathie et l'indifférence; mais ces troubles
paraissent très voisins de ceux que l'on rencontre
dans la stupidité, il y a obstacle, gêne apportée à
l'exercice volontaire de la pensée ou de l'action
comme dans la stupidité. Cependant, il semble que la
lenteur soit encore plus marquée que dans la stupidité où il y a plutôt arrêt et incapacité presque
totale. Puis la malade est plus indifférente qu'égarée,
plus inerte. Quoi qu'il en soit, c'est en somme une
sorte de stupidité chronique. La genèse en est simple
à établir. Comme on l'a vu, cet état de stupidité est
souvent très accentué après les accès; c'est lui qui,
comme on le constate chez beaucoup d'épileptiques,
non encore déments, s'installe peu à peu un peu plus
profondément après chaque accès ou série d'accès.

On peut donc dire que la démence épileptique typique revêt l'aspect du syndrome stupidité devenu chronique et incurable ».

Voilà donc le fond démentiel épileptique. Il s'établira, soit progressivement si les accès sont fréquents et intenses, soit par marche intermittente avec parfois quelques améliorations de faible durée si les crises comitiales s'espacent; on l'observera aussi bien chez l'enfant que chez l'adulte et tous les degrés seront observés depuis cet état de confusion mentale chronique, jusqu'à la démence la plus profonde avec gâtisme.

Mais ce fond démentiel épileptique sera parfois nuancé par des troubles psychiques dépendant du fond mental, de la lésion organique cérébrale qui a créé l'épilepsie, délire alcoolique, idées délirantes variées, turbulence infantile à forme maniaque, paralysies et contractures des bras et de la jambe. On comprend ainsi combien variée pourra être cette démence et que si ce diagnostic « Démence » est facile à confirmer, du moins il pourra être fort difficile de faire la part de ce qui revient exactement aux accès épileptiques. Le problème n'a d'ailleurs qu'un intérêt pratique très secondaire, le dément, d'une part, étant irresponsable de ses actes et, d'autre part, devant être soumis à une surveillance spéciale quelles que soient la nature et l'origine de son état démentiel.

CHAPITRE V

Considérations médico-légales sur la responsabilité de l'épileptique.

L'étude de la responsabilité de l'épileptique dans les diverses manifestations mentales de sa maladie est la suite logique de l'exposé que je viens de faire de l'épilepsie psychique. Par la fréquence de ces troubles psychiques, par leur polymorphisme, par la gravité des réactions anti-sociales, c'est là un des chapitres les plus importants de la médecine légale des aliénés. J'examinerai d'abord la responsabilité pénale, puis la capacité civile du comitial.

I. **Responsabilité pénale.** — Un individu à psychisme normal est capable, après réflexion, de vouloir faire ou de ne pas vouloir accomplir ou ne pas accomplir un acte qualifié délit ou crime par le Code Pénal, si une force physique étrangère ne vient pas porter obstacle à sa volonté réfléchie. Sans vouloir discuter ici la question du libre arbitre, nous admettons qu'au point de vue pénal cet individu possède une responsabilité pénale pleine et entière.

Or l'article 64 du Code Pénal déclare : « Il n'y a ni crime, ni délit lorsque le prévenu était en état de démence au temps de l'action ou lorsqu'il y a été contraint par une force à laquelle il n'a pu résister ». Un malade atteint d'une affection mentale qui modifie gravement le fonctionnement régulier de son psychisme, altère profondément son jugement, son auto-critique, sa volonté réfléchie par des idées délirantes, des hallucinations, une confusion mentale, un affaiblissement démentiel, un tel malade sera donc déclaré irresponsable de ses actes. C'est en effet dans ce sens général qu'il faut interpréter le mot *démence* de l'article 64 du Code Pénal et non dans le sens médical beaucoup plus restreint puisque, pour nous médecin, le mot démence s'applique à certains états pathologiques précis, chroniques, tels que la démence sénile, la démence paralytique, épileptique, etc.

Entre la responsabilité pleine et entière et l'irresponsabilité absolue existent des états dits de *responsabilité atténuée*. Peut-être serait-il préférable que le Tribunal se contentât de demander à l'expert médical si l'acte incriminé est une manifestation d'un état morbide psychique de l'inculpé, au lieu de nous donner mission d'apprécier le degré de la responsabilité pénale; mais, malgré toutes les critiques et discussions qui ont été soulevées à ce propos, on continue et on continuera à nous demander si l'inculpé doit être considéré comme jouissant d'une responsabilité pleine et entière ou d'une responsabilité atténuée; par suite c'est dans cet esprit pratique que je dois examiner rapidement ici la responsabilité pénale de l'épileptique.

Les actes antisociaux, crimes ou délits, dont peut être inculpé un épileptique sont de natures diverses : vagabondage, incendie volontaire, vols, outrage public à la pudeur, coups et blessures, homicide, etc... Or comme l'épilepsie est une affection à crises, parfois très espacées, que dans l'intervalle des attaques, le malade paraît jouir d'une lucidité d'esprit complète, mais comme d'autre part j'ai montré plus haut que ces actes antisociaux pouvaient être fort bien des actes pathologiques de nature épileptique, on comprend immédiatement comment se pose la question. Voici un épileptique qui commet un vol, un outrage public à la pudeur. Cet acte a-t-il été commis en période lucide? est-il au contraire un équivalent psychique comitial? Admettant qu'il ait été commis en période lucide, l'épilepsie ne porte-t-elle pas cependant une atteinte au psychisme du malade de façon à atténuer sa responsabilité? Au surplus, le malade se dit épileptique, mais n'est-ce pas un simulateur, n'ignorant pas et espérant que sa qualité d'épileptique le fera déclarer irresponsable?

1. J'examinerai plus loin, dans le chapitre du diagnostic, la simulation de l'épilepsie; elle me paraît le plus souvent assez facile à dépister. En sens inverse, il ne faut pas oublier qu'il existe des formes psychiques larvées, c'est-à-dire se manifestant exclusivement par un acte antisocial et que j'ai longuement exposées plus haut.

2. Certains actes antisociaux sont des manifestations dont la nature comitiale est évidente. Le plus souvent, ils précèdent ou suivent immédiatement une attaque convulsive; parfois il est vrai ils constituent à eux seuls la manifestation larvée. Mais ils sont assez nettement caractérisés par une perte de conscience, une amnésie au réveil, un état de confusion mentale qui supprime le jugement, la volonté réfléchie et donne libre jeu à l'automatisme subconscient. C'est bien là cet état de démence de l'article 64 du Code Pénal et sans hésitation, on déclarera ce malheureux malade irresponsable. Mais la société a le droit de prendre toute précaution contre le retour d'actes semblables si cette manifestation met en péril le malade ou autrui. Or j'ai dit la soudaineté imprévue, la violence, la rapidité d'exécution, la répétition stéréotypique de ces actes de nature comitiale. Aussi le médecin expert sera-t-il parfois obligé de conclure à la nécessité de l'internement de l'inculpé dans un asile d'aliénés.

3. *A fortiori* l'irrésponsabilité sera-t-elle absolue si l'inculpé épileptique est atteint de troubles psychiques permanents, de *démence épileptique*, car la question de l'intervalle lucide ne se posera pas pour lui. Il est vrai que cet état de démence met dans l'obligation d'exercer une surveillance constante des malades, nécessite par suite le plus souvent l'internement, ce qui diminue singulièrement la possibilité de commettre des actes antisociaux.

4. Mais la tâche de l'expert devient fort délicate lorsqu'il se trouve en présence d'actes commis par un épileptique avéré et dont ce dernier garde un certain souvenir. Ont-ils donc été réalisés en période lucide ou sont-ils malgré tout des actes pathologiques?

L'amnésie comitiale est ordinairement complète, immédiate et englobe exclusivement la période de la manifestation épileptique, crise convulsive ou acte antisocial. Or, au point de vue de son étendue, d'une part elle peut remonter en avant, atteindre des actes ayant précédé l'attaque, accomplis en période de lucidité d'esprit par le malade et dont il pourrait être considéré comme partiellement responsable, d'autre part, elle peut se prolonger au delà de l'accès, le malade ne conservant pas le souvenir d'actes qu'il accomplit cependant avec une certaine conscience.

L'intensité de l'amnésie est variable, depuis la perte totale du souvenir jusqu'à la persistance d'un souvenir vague, confus, voilé. Ainsi donc, parfois tout acte dont le malade comitial n'a pas conservé le souvenir n'est pas par cela même de nature épileptique de même qu'un acte de nature comitiale cependant peut laisser une trace dans la mémoire de l'inculpé, la mémoire nous indiquant assez bien la situation de conscience au moment où l'acte antisocial a été commis. Ordinairement, il y a perte de conscience absolue, mais parfois la conscience est simplement voilée, obscurcie, sorte d'état hypnagogique.

Il faut alors s'efforcer de dépister l'épilepsie par d'autres caractères tels que : la soudaineté de l'acte antisocial, sa rapidité d'exécution, parfois sa brutalité, son caractère d'automatisme instinctif, sa dysharmonie avec le caractère du sujet et les circonstances de lieu, sa répétition toujours identique, stéréotypée, etc., et si ces caractères permettent de voir dans l'acte antisocial une manifestation épileptique larvée, l'expert médical n'hésitera pas à déclarer l'inculpé irresponsable.

L'épilepsie apparaît souvent sur un terrain de dégénérescence mentale. Or cette dernière pourra se manifester de son côté par des actes relevant d'une perturbation du sens moral, d'une perversion de l'instinct sexuel, de l'instinct de sociabilité etc... L'expert devra donc reconnaître si l'acte anti-social dont est inculpé le prévenu est la conséquence soit de l'épilepsie soit de la dégénérescence mentale Dans le premier cas, c'est l'irresponsabilité complète ; dans le deuxième cas, ce sera soit l'irresponsabilité, soit la responsabilité atténuée, soit même la responsabilité entière suivant le degré d'intimidabilité de l'individu. Il y aura également lieu de se demander si l'épilepsie par les troubles du caractère, la diminution de la volonté réfléchie qu'elle peut déterminer, n'est pas un facteur d'aggravation de cette perversité native morale, ce qui évidemment diminuera ou supprimera la responsabilité, mais entraînera souvent, par cela même, l'internement de l'inculpé dans un asile d'aliénés.

5. Les mêmes considérations s'appliquent à l'épilepsie évoluant sur un terrain acquis d'alcoolisme chronique, de toxicomanie. Par une analyse psychologique serrée, l'expert devra isoler la part qui revient à chacun des deux facteurs, épilepsie, toxicomanie, et apprécier aussi le degré de responsabilité et d'intimidabilité du prévenu.

6. Le témoignage des épileptiques peut être accepté lorsqu'ils ne sont pas atteints de troubles psychiques. Cependant faisant allusion aux modifications possibles du caractère des épileptiques et surtout à la possibilité d'équivalents psychiques qui sont comme autant de lacunes, de solution de continuité dans la vie courante de ces malades, Legrand du Saule estimait que la déposition d'un épileptique ne pouvait suffire pour faire condamner un accusé. « La mémoire d'un épileptique, disait-il, est comparable à un clavier qui tantôt aurait toutes ses notes justes, tantôt posséderait quelques notes fausses et tantôt même quelques notes muettes. C'est un instrument capricieux, inégal, infidèle ; il sert, il trompe ou il trahit. » Le tableau est peut-être trop poussé au noir, mais du moins il montre que le magistrat ne doit accepter qu'avec prudence le témoignage d'un épileptique.

II. **Capacité civile.** — La capacité civile est la faculté qu'a tout individu majeur d'accomplir les actes de la vie civile, ce qui suppose l'intégrité des facultés intellectuelles. Le Code civil distingue parmi les individus dont les facultés mentales sont atteintes, deux catégories d'individus.

Dans l'article 489, il déclare : « le majeur qui est dans un état habituel d'imbécillité, de démence ou de fureur, doit être interdit même lorsque cet état présente des intervalles lucides ». Dans l'article 499 il laisse à ceux qui ne sont pas entièrement privés de raison la liberté d'accomplir certains actes, mais leur donne un conseil judiciaire pour plaider, transiger, emprunter, recevoir un capital mobilier, en donner décharge, aliéner ou grever ses biens d'hypothèque.

D'une manière générale, l'épilepsie ne peut supprimer la capacité civile du malade, puisqu'il s'agit d'accès de faible durée, séparés par de longs intervalles lucides. Cependant, s'il existe des troubles psychiques permanents relevant soit d'un état congénital de simplicité d'esprit, soit de démence épileptique acquise, la question pourra se poser et suivant l'intensité des troubles, des manifestations psychiques, on pourra introduire une demande soit de Conseil judiciaire soit même d'interdiction pour le malade.

L'article 901 du Code civil est ainsi conçu : « Pour faire une donation entre vifs ou un testament, il faut être sain d'esprit ». Si donc le testament est rédigé sous l'influence de troubles psychiques de nature comitiale, s'il reflète les idées délirantes que le malade aurait pu avoir de son vivant, il n'est pas valable ; mais c'est là un fait bien exceptionnel en cas d'épilepsie simple non compliquée soit de démence, soit de psychose associée.

CHAPITRE VI

Apparition, durée et fréquence des crises. L'état de mal.

————

L'époque d'apparition des crises est fonction de la nature même de chaque variété d'épilepsie et sera donc plus particulièrement étudiée dans la deuxième partie de ce travail.

D'une manière générale, la venue est inopinée. Un jour, en pleine occupation, le malade a une grande crise convulsive ; effrayé, l'entourage demande l'avis du médecin et, par une enquête sérieuse, ce dernier arrive souvent à préciser que cette première crise convulsive n'est pas la première manifestation du mal comitial. Le malade aurait eu des convulsions dans l'enfance ; parfois, on avait bien remarqué, mais sans prêter une attention suffisante, qu'il pâlissait soudain, qu'il était alors comme distrait ; c'était en réalité une petite absence épileptique ; ou bien les parents avaient observé que certains matins, au réveil, il se sentait tout courbaturé, avec quelques ecchymoses de la conjonctive, voire même que ses draps de lit étaient mouillés d'urine ; c'était en réalité les suites de crises comitiales nocturnes.

Mais si bien souvent la grande crise convulsive est précédée, pendant des mois, de manifestations *larvées* psychiques, sensorielles, motrices, il arrive également qu'elle peut être le premier accident comitial.

La *durée* des crises épileptiques, convulsives, motrices, sensorielles ou psychiques est très variable. Lasègue insistait, avec juste raison, sur leur brièveté qui s'oppose ainsi parfois à la longueur d'une crise hystériforme. La durée d'une crise convulsive épileptique oscille entre deux et huit minutes, la période tonique étant plus brève que les périodes cloniques et stertoreuses; mais la crise épileptique psychique peut être plus longue suivant le degré de la confusion mentale qui la double. Par exemple, une impulsion épileptique, véritable équivalent psychique, aura la durée d'une crise convulsive, quelques minutes, mais une crise délirante accompagnée d'un état mental confusionnel sera évidemment plus longue et persistera même pendant plusieurs jours.

La *fréquence* des crises est très variable. Tel malade n'aura qu'une attaque dans sa vie, tel autre malade sera atteint deux ou trois fois par an, un troisième tous les mois ou toutes les semaines. Evidemment cette répétition plus ou moins fréquente des accidents comitiaux dépend de la cause même du syndrome épileptique : à cause toxique simple, accès peu fréquents ; à cause organique, accès fréquents et souvent même marche progressivement aggravée de l'affection; nous reviendrons sur ce point en étudiant les différentes variétés d'épilepsies.

On a cru parfois trouver la cause immédiate du retour de l'accès dans une intoxication digestive, un excès alcoolique, une émotion, une fatigue intellectuelle. Le rôle provocateur des règles est parfois assez net. Les crises reviennent chez quelques malades avec une certaine périodicité au point que certain public y voit là l'influence des quartiers de la lune.

En sens inverse, les crises assez fréquentes d'un malade peuvent diminuer et d'intensité et de nombre sous l'influence d'une maladie infectieuse fébrile intercurrente, fièvre typhoïde, grippe, érysipèle. Cette infection guérie, les accidents comitiaux ont un retour progressif, mais cependant on a pu signaler quelques cas d'amélioration définitive ayant suivi une maladie infectieuse fébrile. Ce sont là des cas d'espèce et il est impossible de fixer des règles générales, ce qui serait évidemment d'une utilité incontestable en tant que prophylaxie préventive des crises comitiales.

Parfois, sous l'influence des causes provocatives précitées, intoxication, excès alcooliques, fatigue, suppression trop rapide d'une médication, bromure ou autre, les crises deviennent plus fréquentes, devenant même subintrantes. « Une crise n'attend pas l'autre » dit l'entourage, au point que le pauvre malade peut présenter 100, 200, 300 crises et plus même dans les vingt-quatre heures ; il tombe ainsi dans un état très grave qu'on désigne sous le nom d'*état de mal*.

On peut décrire deux variétés d'état de mal, le *petit mal* et le *grand mal*.

Le *petit mal* succède à des accès fréquents de vertiges ; chaque absence ou vertige donne, avons-nous dit, une certaine obtusion intellectuelle. Que ces absences soient fréquentes, le cerveau n'aura pas le temps de revenir à son potentiel nerveux habituel, l'obtusion s'accentuera, deviendra une sorte de stupeur confusionnelle d'allure pseudo-démentielle qui pourra durer plusieurs semaines. Parfois la guérison de cet état de stupeur sera complète à la cessation de ces crises larvées épileptiques. Mais parfois aussi persistera une diminution du psychisme. Ce sera un pas de plus vers la démence qui s'accentuera ainsi pas à pas, si surviennent dans la suite de nouvelles séries d'accès de petit mal.

Le *grand mal* de pronostic plus sombre succède à des accès subintrants, convulsifs. Bientôt survient un état de stupeur confusionnelle, le malade ne répond plus aux questions, il s'enfonce progressivement dans un état comateux, la fièvre s'allume, atteint 39°, 40° ;

la langue est sèche, rôtie, la face couverte de sueur visqueuse, la peau chaude et sèche, le pouls rapide, petit, l'urée du liquide céphalo-rachidien augmentée (Mestrezat). Les phénomènes de défaillance cérébrale se précisent, les crises convulsives perdent de leur intensité, parfois même on voit survenir des paralysies post-paroxystiques, hémiplégie, paralysie des quatre membres; la respiration est haletante, stertoreuse; les pupilles dilatées ne réagissent pas à la lumière; la peau est couverte de sueur, le pouls filiforme, la température s'élève encore, atteint 40°, 41°; le coma se précise, s'accentue et la mort peut ainsi survenir après un état de mal qui peut durer deux ou trois jours.

Dans des circonstances favorables, les crises deviennent de moins en moins fréquentes, de moins en moins intenses et finalement disparaissent. Les signes alarmants comateux s'estompent, l'état d'obtusion stuporale persiste plusieurs jours, les paralysies post-paroxystiques qu'on avait observées s'effacent peu à peu et progressivement; la cellule cérébrale reprend son tonus normal; le jeu habituel des facultés intellectuelles se rétablit.

Roncoroni distingue deux périodes de grand mal : la *période convulsive* et la *période méningitique*.

« Dans la *période convulsive*, les accès se succèdent rapidement, ils sont subintrants ou presque ; le pouls est régulier, petit, précipité, la respiration est fréquente, laborieuse, la peau est chaude, la face couverte d'une sueur abondante et visqueuse; les globes oculaires déviés à droite ou à gauche, sont pris de nystagmus, les pupilles, quelquefois inégales, perdent en partie leur contractilité; les lèvres sont cyanosées, la langue se couvre d'un enduit sec et brunâtre, la digestion est difficile, la constipation opiniâtre, la miction involontaire; un des deux côtés est souvent paralysé; l'intelligence est abolie, la sensibilité générale obtuse, finalement la stupeur s'établit et même le coma. Les symptômes les plus importants consistent dans le nombre, quelquefois extraordinaire, des attaques et dans l'élévation de la température qui augmente en général depuis les premiers accès et continue ensuite à monter jusqu'à 40 et 41°, auquel cas le pronostic est tout à fait défavorable; si au contraire le chiffre de 39°5 n'est pas dépassé, alors la stupeur peut se dissiper, la connaissance revenir et la température redescendre rapidement de 39 à 38°, puis à la normale.

« Dans la *période méningitique*, les accès s'éloignent, deviennent rares, puis cessent. L'intelligence est gravement atteinte, la stupeur profonde se produit, subitement quelquefois, et s'accompagne d'hallucinations. La nutrition s'altère, la peau devient terne, les yeux s'enfoncent dans les orbites, le corps maigrit, les eschares apparaissent. La température qui avait pu s'abaisser, comme le note Bourneville, après la disparition des accès, recommence à monter; la dépression fait des progrès rapides, le coma et la mort arrivent. Pourtant, même dans cette période, si la température n'est pas trop montée et si elle redescend en même temps que le collapsus diminue, on peut encore voir survenir la guérison. »

Le pronostic de l'état de mal n'est donc pas absolument fatal, mais ce dernier laisse toujours après lui un grand épuisement aussi bien physique qu'intellectuel, qui ne se dissipe que très lentement; d'ailleurs le retour trop fréquent de l'état de mal favorise singulièrement l'apparition de la démence épileptique.

CHAPITRE VII

Le diagnostic.

L'utilité d'un diagnostic précoce de la nature épileptique d'une manifestation convulsive ou délirante n'a pas besoin d'être démontrée; il nous suffira d'affirmer qu'un traitement bien compris peut atténuer ou même supprimer à jamais tout accident comitial. Or fort grande est parfois la difficulté d'un diagnostic précoce; elle vient de ce fait que nous assistons rarement à la manifestation morbide. Celle-ci s'est déclarée inopinément; à juste raison, très effrayé, l'entourage a réclamé l'assistance du médecin, mais lorsque celui-ci, malgré tout son empressement, arrive auprès du malade, il le retrouve bien souvent revenu à son état normal et doit par suite se contenter de l'interrogatoire d'un entourage lui-même fort ému et incapable de fournir des réponses nettes et précises. L'hésitation sera encore plus grande si le malade a été atteint, non d'une crise convulsive, mais bien d'une forme larvée comitiale : vertige, impulsion, etc. Aussi bien, avant d'affirmer la nature épileptique du trouble morbide, avant de prononcer un verdict aussi pénible qui engage si fortement l'avenir, convient-il d'attendre; avec tact, sans effrayer l'entourage il faut savoir lui faire part de nos craintes et surtout lui indiquer la série des signes qu'il doit, en cas de nouvelle manifestation épileptique, s'efforcer de reconnaître et nous relater dans la suite. Cette période d'observation prudente sera parfois assez longue, car ce n'est que lorsque le doute sera dissipé qu'on devra instituer le traitement anti-épileptique approprié.

Nous allons donc, et cela dans un esprit pratique, préciser les causes d'erreurs en passant en revue les principales manifestations épileptiques.

A. **Épilepsie convulsive.** — Voici un malade qui est pris de convulsions. Parfois les circonstances qui ont précédé ou qui accompagnent la crise font déjà pressentir, reconnaître même sa nature organique dépendant d'une méningite, d'une syphilis cérébrale, d'une fièvre infectieuse, d'une grossesse, d'une intoxication alcoolique, d'un traumatisme cranien, d'une tumeur cérébrale.

Mais le cas le plus fréquent et le plus démonstratif sera celui d'un jeune homme dont l'état de santé paraissait jusqu'ici excellent et qui, brusquement, dans la journée, a été atteint d'une crise convulsive. La première question à se poser est la suivante : le malade a-t-il été atteint d'une crise épileptique ou d'une crise hystérique ? Ce problème s'est posé constamment pendant la guerre dans les centres hospitaliers de Neurologie et se pose encore tous les jours pour les Médecins Experts des Centres de Réforme, le taux d'invalidité de l'épilepsie convulsive étant fort différent de celui de l'hystérie et le malade ayant tout intérêt à essayer de profiter du taux le plus avantageux.

Or, si la petite attaque d'hystérie est souvent facile à reconnaître par son début à l'occasion d'une émotion, ses spasmes pharyngés, ses cris, ses pleurs, ses sanglots, parfois au contraire la grande crise hystérique peut simuler fortement la grande crise comitiale. Aussi doit-on aborder d'emblée la question de l'*hystéro-épilepsie*. Que veut dire ce terme hystéro-épilepsie? Ce mot a été créé en 1846 par Landouzy ; il a fait fortune et se trouve encore très fréquemment utilisé et cela malheureusement, car il ne sert qu'à se contenter d'un diagnostic imprécis.

On désignait autrefois sous ce vocable d'hystéro-épilepsie ces grandes attaques convulsives qui se déroulaient selon un rythme assez analogue à celui de l'épileptique : aura, contraction de la gorge, raideur, grandes convulsions, phase délirante hallucinatoire. Les travaux de Bernheim et de Babinski ont heureusement modifié l'ancienne conception de l'hystérie et restreint son domaine ; montré que ces manifestations étaient bien souvent le résultat d'une éducation inconsciente des malades par l'observateur. Les Centres hospitaliers de Neurologie de guerre ont bien revu les grandes attaques hystériques, mais différentes toutefois et ne présentant pas ces diverses phases qui se succéderaient avec précision d'après les anciens auteurs. On a pu ainsi démontrer par l'observation directe de nombreux malades que ces grandes attaques hystéro-épileptiques n'étaient que de l'hystérie, attaques qui ne résistaient pas longtemps à une thérapeutique suggestive aussi vigoureuse qu'immédiate.

L'hystérie est une affection, l'épilepsie en est une autre et on ne saurait parler de transformation d'hystérie en épilepsie, comme cependant l'écrivait Briffault en 1851 : « L'épilepsie dominant de plus en plus et anéantissant l'hystérie primitive »..

Mais, si la crise dite hystéro-épileptique est de nature exclusivement hystérique, il faut néanmoins admettre que le même malade pourra fort bien être à la fois hystérique et épileptique, mais chacune de ces maladies se révélant de temps à autre par des crises spéciales, séparées et distinctes. Cette coexistence est rare ; Charcot la signalait 20 fois sur 276 sujets atteints de crise nerveuse ; tout cela est fort différent de la théorie ancienne de l'hystéro-épilepsie qui voyait dans chaque crise une combinaison, un enchevêtrement de signes épileptiques et hystériques.

Quels sont donc les signes qui permettent de différencier la crise convulsive épileptique de la grande crise convulsive hystérique? Examinons le problème pour chaque phase de la crise.

La crise épileptique survient brusquement, à l'improviste, souvent en dehors de toute émotion ; est-elle nocturne, elle atteindra le malade pendant le sommeil ; souvent elle est précédée de modifications du caractère, d'une aura psychique, motrice, sensitive, aura qui sera toujours la même pour chaque malade.

La crise hystérique diurne est consécutive à un état émotionnel, colère, chagrin, mouvement passionnel, etc... Nocturne, elle ne vient pas pendant le sommeil, mais à l'occasion d'un cauchemar, d'un rêve somnambulique. Le malade éprouve une sensation de contraction diaphragmatique, d'étouffement par spasme pharyngé et, bien exceptionnellement, l'aura épileptique revêt cette forme hystéroïde d'étouffement.

L'épileptique pâlit, perd conscience, tombe comme une masse, peut ainsi se blesser grièvement le visage, tomber au feu, répandre sur lui un liquide bouillant, etc... L'hystérique peut également perdre conscience et tomber à terre, mais bien exceptionnellement il se blessera dans cette chute ; son instinct de conservation semble lui faire choisir la place où il va pouvoir tomber sans se blesser ; il ne pâlit pas.

L'épileptique peut se mordre la langue et cela souvent vers les parties latérales de cet organe. Il traverse des phases bien nettes : 1° d'abord de raideur tonique ; 2° puis de convulsions cloniques, brèves, rapides, devenant de plus en plus amples et espacées ; 3° enfin de stertor avec respiration du type stertoreux, émission des urines. La crise a une durée de 7 à 8 minutes. L'épileptique se relève fatigué et surtout très obnubilé au point de vue psychique, n'ayant gardé nul souvenir de sa crise.

L'hystérique est plutôt dans un état second que dans un état d'inconscience; il s'agite, serre les dents, mord parfois le bout de sa langue, se contorsionne, donne des coups de pied, de poing, à l'entourage au point de se blesser parfois, peut se rouler, grincer des dents, pousser de forts soupirs. La crise est longue. Une vive admonestation, la pression de points hystérogènes, une médication énergique immédiate peut faire cesser brusquement la crise. Le malade se réveille, certes parfois fatigué, moulu du fait de ses contorsions; parfois revenu à l'état *prime* de veille il n'a pu conserver le souvenir exact de cet état second *convulsif*, mais dans tous les cas il ne présente pas cet état d'obtusion intellectuelle du comitial.

L'épileptique enfin pourra réaliser quelques petits signes organiques, tels que pupilles dilatées et immobiles, réflexes tendineux abolis ou diminués, signe des orteils de Babinski, augmentation du taux de l'urée du liquide céphalo-rachidien, troubles de l'élimination urinaire, modifications sanguines, tous signes que nous avons décrits plus haut. Or ces signes organiques feront défaut chez l'hystérique.

Je n'insiste pas sur les stigmates physiques et psychiques de dégénérescence, sur les antécédents du malade, sur les stigmates sensitivo-sensoriels hystériques; ces signes font souvent défaut. Ils ne peuvent être d'ailleurs que des signes de présomption et non de certitude, un dégénéré mental pouvant être aussi bien hystérique qu'épileptique et peut-être les deux à des périodes distinctes.

Tout ce que je viens d'exposer me permettra d'être bref sur la *simulation* de la crise épileptique. Un médecin averti la reconnaîtra aisément s'il assiste à la crise. Dans le cas contraire, si un interrogatoire habilement conduit du simulateur laisse planer un doute, il suffira d'isoler ce dernier, de le mettre en observation pour le convaincre rapidement soit de supercherie intéressée, soit de mythomanie hystérique.

C'était là d'ailleurs également l'opinion de Trousseau qui rapporte à ce sujet cette amusante anecdote :

« Nos confrères des armées vous diront combien il est fréquent de voir des individus qui, pour se faire exempter du service de l'armée, se présentent épileptiques et simulent des attaques; mais l'attaque vraie se reconnaît à certains phénomènes qui n'échappent pas à l'observation attentive des cliniciens et que pourraient simuler ceux-là seuls qui le connaîtraient parfaitement. Esquirol croyait même que ceux-là encore n'y parviendraient pas complètement. Il y fut cependant trompé et voici dans quelles circonstances. Un jour, après sa visite à la maison de Charenton, nous nous entretenions de ce sujet avec M. Calmeil et lui. Tout à coup, M. Calmeil tombe sur le tapis dans de violentes convulsions. Esquirol, après un instant d'examen, se tourne de mon côté et dit : « Le pauvre garçon, il est épileptique! » A peine avait-il achevé sa phrase que M. Calmeil était debout, lui demandant s'il croyait encore qu'il fut impossible de simuler l'épilepsie. Bien qu'Esquirol s'y fut mépris dans ce cas, je maintiens sa proposition et je répète que, même un médecin parfaitement au courant de ce qui se passe dans une attaque ne pourra la feindre qu'imparfaitement, car il est des phénomènes qu'on ne saurait produire à volonté ». Cette opinion de Trousseau est tout à fait exacte et cependant il ignorait toutes ces modifications organiques, troubles de la réflectivité tendineuse et cutanée, troubles urinaires, dont l'apparition est tout à fait indépendante de la volonté consciente.

B) Epilepsie larvée. — Si reconnaître la nature épileptique d'une attaque convulsive est ordinairement une tâche facile, il peut être au contraire fort difficile de porter avec certitude un diagnostic en présence d'une manifestation *larvée comitiale*.

1° Le *vertige* épileptique est en somme une *absence* épileptique compliquée de chute; il y a donc avant tout, et dès le début, perte de conscience et chute consécutive. La dénomination de vertige est par suite assez inexacte, car il est très exceptionnel que l'épileptique vertigineux ait ces sensations si pénibles subjectives de perte d'équilibre qui constituent justement le fond de tout vertige. Qu'il s'agisse d'un vertige par altération de l'appareil du labyrinthe de l'oreille, d'un vertige stomacal, d'un vertige par mauvaise circulation cérébrale résultant d'une bradycardie ou d'une artério-sclérose cérébrale, dans tous ces cas, le malade est avant tout pris de sensations pénibles de perte de l'équilibre, illusion de chute, de tournoiement, de giration, le tout accompagné de troubles visuels, de nausées, de palpitations. La perte de conscience, si elle se produit, n'est que tardive, parfois véritable ictus temporaire apoplectiforme, parfois résultant même de la violence de la chute, par exemple dans le vertige de Ménière. Tout cela est fort différent du vertige épileptique. Cependant, dans certaines affections cardiaques, dans certaine bradycardie caractérisée par un pouls lent et permanent et dénommée maladie de Stokes-Adam, on peut voir le vertige, dû à l'ischémie vasculaire du cerveau, se compliquer d'une attaque avec perte de conscience vraiment épileptiforme; il y a donc eu ici association des deux vertiges, l'un par déséquilibre, l'autre par perte de conscience.

Chez quelques malades, le vertige épileptique, par sa soudaineté et la brusquerie de la chute, prend l'apparence d'un véritable ictus apoplectiforme, ce qui peut induire en erreur et faire croire à une *apoplexie cérébrale*. Trousseau, avec son sens clinique si merveilleux, écrit à ce sujet :

« Un homme, avec ou sans symptômes préalables, tombe subitement frappé d'apoplexie ; on le relève hébété et, pendant un quart d'heure, il reste la tête lourde, l'intelligence confuse, la démarche mal assurée ; le lendemain tout est fini ; on dit que le malade a eu une congestion cérébrale apoplectique, je l'ai dit comme les autres, il y a quinze ans que je ne le dis plus.

« Un autre a tout à coup, en marchant, un étourdissement ; il cesse de voir, de parler, il marmotte quelques mots inintelligibles, chancelle et tombe pour se relever incontinent ; il reste un peu de pesanteur à la tête, quelquefois une obnubilation intellectuelle momentanée et trois ou quatre minutes suffisent pour que tout rentre dans l'ordre ! On dit encore que ce malade a eu une congestion cérébrale légère. Je l'ai dit comme les autres, il y a quinze ans que je ne le dis plus. Pourquoi ai-je changé d'idée ?... ce n'est certes pas par amour du paradoxe, non, mais c'est que des faits ont éclairci mon jugement.

« Je reçus en consultation dans mon cabinet un avoué de province âgé de 35 ans qui, depuis six mois, avait eu trois attaques d'apoplexie. Il avait été saigné trois fois, il s'en félicitait beaucoup ; on l'avait purgé, on lui mettait chaque mois quelques sangsues au siège. La dernière attaque avait eu lieu comme il remontait chez lui, après une importante plaidoirie ; la tête avait frappé sur les marches de l'escalier et le malade portait encore les traces d'une blessure profonde qu'il avait au front. L'intelligence d'ailleurs, la sensibilité, les mouvements ne laissaient rien à désirer et ces accidents apoplectiformes avaient duré tout au plus une heure. Je crois malaisément aux apoplexies chez les gens de 35 ans, surtout quand ces apoplexies se répètent tous les deux mois et tout de suite l'idée d'épilepsie se présente à mon esprit ; mon diagnostic fut combattu par le médecin du malade, mais peu après, en pleine audience, le pauvre avoué fut pris d'une attaque de mal caduc qui ne laissa plus de doutes dans l'esprit de personne et le força de quitter sa profession.

« Depuis cette époque, toutes les fois que j'ai été consulté par une personne atteinte de congestion apoplectiforme, j'ai recherché avec soin si de temps en temps, pendant le jour, elle n'avait pas des vertiges subits, rapides, des éblouissements, si ces attaques n'étaient pas plutôt nocturnes que diurnes, si au début de l'accident il n'y avait pas eu de mouvements nerveux et presque toujours, lorsque le malade avait été frappé en présence de témoins, les convulsions pouvaient être reconnues. Si elles avaient eu lieu la nuit, les urines s'étaient quelquefois écoulées involontairement, la langue avait été mordue, le front, le col étaient couverts de tâches ecchymotiques, ressemblant à des piqûres de puce. J'apprenais que les accidents revenaient à des intervalles assez rapprochés, ne laissant d'ailleurs aucune trace persistante, en un mot l'épilepsie apparaissait évidente quand on voulait la trouver. » (Trousseau.)

2° *Équivalent psychique.* — Chez quelques malades l'équivalent psychique va venir s'intercaler entre des crises convulsives nettement comitiales et le problème consistera alors à établir que l'acte délirant ou impulsif, que l'acte antisocial, incendie, fugue, vol, attentat à la pudeur, meurtre, est bien une manifestation de l'épilepsie. Certes le passé du malade est un bon signe de présomption, mais il ne faut pas oublier que cet épileptique est parfois un dégénéré mental, un neurasthénique, un obsédé, un déséquilibré moral, et que par suite l'acte antisocial peut dépendre d'un de ses divers facteurs. Il sera donc nécessaire de bien préciser, d'analyser finement les caractères psychologiques de cet acte et, pour garder toute sa liberté de jugement, convient-il de faire, pour un certain temps, table rase du passé pathologique et d'agir comme si l'on se trouvait en présence de cette deuxième hypothèse : le malade ou le prévenu ne présentant pas d'antécédent évident comitial, l'acte délirant actuel est-il donc une manifestation larvée épileptique.

Or, il me semble qu'à ce point de vue les auteurs ont trop élargi le domaine de l'épilepsie larvée aux dépens des impulsions résultant du terrain de dégénérescence mentale ou de la névrose hystérique. Nous avons essayé de le démontrer plus haut en étudiant l'automatisme ambulatoire.

Pour être indiscutablement épileptique, l'acte antisocial, fugue, incendie, vol, exhibitionisme, meurtre, devra présenter certains caractères précis. Il sera subit, non prémédité, accompli sans complices ; il s'accompagnera de perte de conscience, d'amnésie, de fatigue au réveil, d'un certain degré de confusion mentale ; il sera réalisé avec la brutalité, le défaut de précaution d'une poussée instinctive que la volonté consciente supprimée ne sait plus modérer ou diriger ; il se reproduira enfin toujours avec ses caractères propres, toujours conforme à lui-même, d'une manière stéréotypée.

Mais à côté de ces cas typiques viennent se placer en dégradation progressive, tous ces cas où la conscience persiste plus ou moins obscurcie, où l'amnésie au réveil n'est pas complète. S'agit-il donc là d'impulsions vraiment épileptiques ou de manifestations de dégénérescence mentale ? Certes, on pourra rechercher ces signes généraux de l'épilepsie tels que pâleur du visage, modification de l'élimination urinaire, etc., que nous avons mentionnés, mais leur recherche n'est guère pratique ; d'autre part leur valeur scientifique n'est pas absolue. A eux seuls, ils ne sont pas suffisants pour affirmer un diagnostic aux conséquences aussi graves puisque ce dernier entraîne une décision de responsabilité ou d'irresponsabilité.

Ce n'est donc que par une analyse psychologique très serrée, une mise en observation parfois longue du sujet, que l'aliéniste arrivera à une conclusion ferme.

Il serait trop long de montrer ici les nuances psychologiques qui différencient l'impulsion semiconsciente, crépusculaire, épileptiforme de l'impulsion anxieuse de l'obsédé, de l'impulsion du dégénéré mental ou de l'alcoolique. On les trouvera finement analysés dans l'ouvrage de MM. Joffroy et Dupouy sur les *Fugues et vagabondages*.

L'accès délirant maniaque épileptique peut être confondu avec un accès de manie de la *folie maniaco-dépressive*. Mais l'épileptique est de caractère plus coléreux, plus irascible, plus violent. La distinction est cependant parfois fort difficile au point que certains auteurs ont pu établir une parenté entre l'épilepsie et la psychose maniaque périodique.

La *paralysie générale* peut, au début, réaliser des accès délirants, mais un examen du malade fait reconnaître chez lui l'existence de signes objectifs révélant une lésion du cerveau, troubles de la pupille, examen du sang, etc.

L'*alcoolisme* se manifeste également par des délires hallucinatoires violents et dans certains cas même le le diagnostic est parfois d'autant plus délicat que l'intoxication alcoolique peut déterminer des convulsions épileptiques. Cependant l'haleine du malade, la présence de l'alcool dans le liquide céphalo-rachidien les hallucinations visuelles zoopsiques, le tremblement des mains et de la langue, l'interrogatoire de l'entourage fournissent le plus souvent des éléments indiscutables de diagnostic.

Ainsi donc, le plus souvent, malgré toute la difficulté du problème à résoudre, on aura pu arriver à
un diagnostic précis, affirmer que l'on se trouve en
présence d'une épilepsie soit convulsive, soit psychique. Mais ce n'est là que la première moitié de sa
tâche. On doit maintenant, pour établir un traitement
logique et complet, reconnaître la cause et la nature
du syndrome épileptique. Mais ce problème sera justement le sujet étudié dans la deuxième partie de
l'ouvrage.

CHAPITRE VIII

Physiologie pathologique du syndrome épileptique.

———

Ce n'est que pas à pas, lentement, grâce aux progrès de la technique histologique, aux renseignements anatomo-cliniques apportés par la médecine et la chirurgie que nous arrivons à démêler la structure si complexe de l'encéphale. La substance, dite *blanche*, est uniquement composée de fibres nerveuses d'association, mais toutes ces fibres sont sytématisées en faisceaux physiologiquement différenciés. La substance *grise*, corticale ou sous-corticale, renferme des cellules, répandues non au hasard, mais groupées également en centres ayant des rôles fonctionnels distincts, qu'il s'agisse de l'écorce cérébrale, des masses centrales, des noyaux de la protubérance et du bulbe. Tout cela est harmonieusement équilibré, non seulement une fonction dépendant de plusieurs centres corticaux ou sous-corticaux, mais encore étant elle-même en harmonie fonctionnelle avec une autre fonction voisine. Si nous commençons à connaître le rôle et les faisceaux d'union de certains centres, avouons combien mystérieux pour nous est encore le rôle physiologique de nombreux noyaux corticaux ou sous-corticaux. Par suite, aussi désireux soit-on de satisfaire la légitime curiosité de l'esprit humain qui veut connaître le pourquoi des choses, la raison d'être des manifestations cliniques, ce chapitre de physiopathologie ne saurait être qu'un essai d'explication; il n'est pas douteux que certaines parties, très hypothétiques, seront éclaircies, modifiées, renversées peut-être par les progrès incessants de la neurologie.

L'épilepsie est le résultat d'une excitation de l'encéphale. Mais sur quelle portion de l'encéphale doit porter cette excitation pour provoquer la crise comitiale?... Les auteurs ont exprimé à ce sujet des opinions fort différentes :

A. **Théorie bulbaire.** — Pendant longtemps on ignora l'excitabilité de l'écorce du cerveau. Le bulbe au contraire attirait plus particulièrement l'attention. C'est là que passent en effet, très rassemblés, très voisins les uns des autres, les faisceaux moteurs et sensitifs qui unissent le cerveau au corps; c'est là que siègent les noyaux moteurs d'origine des muscles des yeux, de la face, de la langue, du larynx, qui jouent un rôle si important dans la crise comitiale; dans le bulbe enfin se trouvent des noyaux du Grand Sympathique pouvant expliquer l'anémie du visage, le flux salivaire, etc., de la crise épileptique. Certains auteurs tels que Marshall-Hall, Van der Kolk, Claude Bernard, Brown-Sequard, Germain See, admettent donc que la crise épileptique est due à une exagération de la réflectivité bulbaire. « Le mal comitial est une maladie caractérisée par l'exagération héréditaire innée ou acquise, mais toujours permanente des propriétés réflexes de la moelle allongée ». Cette excitabilité réflexe sera mise en branle par toute excitation violente venue, soit du cerveau, soit de la moelle, soit des nerfs périphériques. Elle se transmettra au bulbe, soit par les nerfs habituels de la conduction nerveuse sensitive, soit par l'intermédiaire du nerf Grand Sympathique; elle résultera, soit de l'excitation immédiate des centres réflexes, soit des phénomènes vasculaires d'anémie ou de stase veineuse par l'inter-médiaire du nerf Grand Sympathique.

B. Théorie corticale. — Mais cette théorie bulbaire n'explique pas l'apparition de troubles psychiques qui impliquent, eux, le rôle du cerveau pensant. D'autre part, il fut bientôt démontré que l'écorce cérébrale était excitable. En 1870, Fritsch et Hitzig prouvent que le cerveau du singe est excitable sous l'action de facteurs divers, électricité, glace, etc., Ferrier, Luciani, Duret, Vulpian, Pitres, Charcot, Fere, etc. confirment ces résultats et j'ai indiqué plus loin que ces recherches avaient abouti à la grande découverte des localisations de l'écorce cérébrale. Je ne reviens pas sur ces faits. Or, ces excitations mécaniques des territoires moteurs du manteau du cerveau déterminent des crises convulsives épilep-tiques qui, selon le point d'application et l'intensité de l'excitation, seront ou localisées à un groupe de muscles ou au contraire généralisées avec perte de connaissance.

Or, chez l'homme, l'écorce cérébrale renferme des centres moteurs, sensitifs, sensoriels des différentes parties du corps, face, bras, jambe, larynx, langue, yeux, etc. L'excitation de ces centres produira des phénomènes d'hyperfonction, secousses toniques et cloniques épileptiformes pour la zone motrice, dou-leurs, impressions visuelles, etc., pour la zone sensi-tivo-sensorielle, tandis que leur destruction ou leur inhibition transitoire détermineront des phénomènes de paralysie ou de déficit. L'épilepsie bravais-jack-sonienne de l'homme reproduit l'épilepsie partielle expérimentale de l'animal. Au surplus, chez l'homme Horsley, Krause, etc., à l'occasion de craniectomie ont pu, par l'excitation directe du cerveau, déter-miner des crises d'épilepsie partielle.

Comparant l'influx nerveux à un courant électrique, certains auteurs ont pu assimiler le centre cortical à un condensateur électrique, la bouteille de Leyde par exemple. Une irritation, soit d'ordre mécanique (corps étrangers, cicatrice), soit d'ordre chimique (poison, toxine microbienne), augmente progressivement la charge nerveuse du centre cortical excité jusqu'à l'apparition de la décharge brusque du tonus nerveux, sous la forme de la phase tonique de la crise épileptique. Mais le centre nerveux s'épuise, c'est la phase des secousses cloniques de plus en plus espacées; enfin si l'épuisement est trop complet, c'est la paralysie transitoire post-convulsive jusqu'à ce que la cellule nerveuse ait repris son tonus habituel.

Or, on pourrait assimiler l'épilepsie généralisée à ces épilepsies partielles. Il n'est pas douteux que nous retrouvons tous les éléments de l'épilepsie bravais-jacksonienne dans la crise d'épilepsie généralisée. L'*Aura* motrice ou sensitive n'est en somme qu'une épilepsie partielle motrice ou sensitive de faible durée qui ouvre la scène et se transforme rapidement en crise comitiale généralisée. Tandis que dans la forme partielle, l'excitation se localise à une zone limitée de l'écorce motrice ou sensitive, dans la forme généralisée, l'excitation atteint les deux zones sensitivo-motrices, droite et gauche, de l'écorce cérébrale, soit d'emblée chez certains malades, soit, chez d'autres malades, après une première période où l'on observe d'abord exclusivement la forme partielle, celle-ci avec les progrès du mal, augmentant d'intensité et se transformant ainsi en forme généralisée.

L'écorce cérébrale tient également, sous sa dépendance, le psychisme; elle doit comprendre des centres destinés à l'innervation viscérale par l'intermédiaire du Grand Sympathique, des centres d'innervation des sphincters. La théorie corticale nous donnerait donc une explication de l'apparition des diverses manifestations comitiales motrices, psychiques, sensitives, viscérales, l'excitation épileptique prenant naissance dans tel ou tel centre de l'écorce pour se généraliser bientôt.

C. **Théorie mixte.** — Les efforts des dernières années ont porté sur l'étude des centres corticaux du cerveau. Mais à l'heure actuelle, on essaie de pénétrer la physiologie encore si mystérieuse de tous ces noyaux gris placés au centre du cerveau : couche optique, noyaux opto-striés, noyau rouge, etc. Ces masses grises si volumineuses doivent former un rôle important dans la motilité, elles sont des centres réflexes sensitivo-moteurs, elles régularisent le tonus nerveux, elles président probablement aux mouvements automatiques, marche, équilibre, station debout, mouvements conjugués des yeux, etc. Elles ont des centres d'innervation du Grand Sympathique. Aussi est-il probable qu'elles doivent jouer un rôle dans le tableau de la grande épilepsie, que certains symptômes peuvent dépendre de leur excitation ou de leur inhibition, sans qu'il soit d'ailleurs possible à l'heure actuelle de faire un triage rigoureusement précis des signes épileptiques pouvant se rapporter avec certitude les uns à l'excitation de l'écorce du cerveau les autres à celle des masses grises sous-corticales. L'excitation commencerait probablement au niveau de l'écorce, mais aussitôt elle gagnerait les masses sous-corticales et la crise d'épilepsie généralisée serait le résultat de cette excitation spéciale de tout l'encéphale.

Il est dès lors facile de montrer la raison d'être d'apparition des autres signes caractéristiques de la crise épileptique.

Le cri initial est dû, soit à l'excitation du centre cortical de la voix, soit à un spasme des muscles expirateurs. La perte de connaissance relève de l'inhibition de l'écorce cérébrale, la chute est sous la dépendance de celle des centres automatiques de l'équilibre. La pâleur du visage, la sécrétion salivaire les troubles secrétoires et vaso-moteurs, l'hypertension artérielle dépendent du Grand Sympathique ; l'incontinence des urines et des matières fécales sont provoquées, soit par un spasme tonique des muscles abdominaux, soit par une contraction de la musculature de la vessie et du rectum avec parésie concomitante des sphincters.

Nous expliquons ainsi fort bien l'apparition des troubles somatiques, moteurs, sensitifs, secrétoires, etc...; au cours de l'accès convulsif. Mais cette explication est-elle valable pour les troubles psychiques?... Certainement, si nous adoptions l'existence, dans le cerveau, de localisations psychiques, l'existence de centres de la pensée. Je ne puis entrer dans la discussion de cette question si importante impossible à résoudre en quelques lignes ; c'est tout le problème du psychisme, des amnésies, des délires, etc..., qui se poserait à cette occasion. Rien ne prouve encore qu'on puisse admettre l'existence d'un centre limité cérébral intellectuel, un centre cortical du psychisme et qu'on doive le localiser dans le lobe frontal, comme certains auteurs l'ont soutenu. Peut-être, sous l'influence de l'inhibition corticale épileptique, la conscience, la volonté réfléchie, le jugement subissent-ils une éclipse, permettant ainsi à l'automatisme psychique cérébral d'entrer en jeu ; la perte de conscience serait en somme un degré amoindri de la perte de connaissance totale, sans que l'on soit obligé pour cela d'admettre l'existence de centres spéciaux du psychisme. Mais où siège cet automatisme psychique? Est-il exclusivement cortical? Les masses grises sous-corticales ne jouent-elles pas un rôle important? Tout est encore entouré de mystère et il vaut mieux reconnaître notre ignorance que bâtir une hypothèse ingénieuse indémontrable. Mais ce ne sont là que les grandes lignes du problème à résoudre.

Il faudrait encore savoir comment peut se généraliser l'excitation partie d'un centre excité épileptogène? S'agit-il d'excitation gagnant de proche en proche par l'intermédiaire des prolongements nerveux qui unissent entre eux les centres gris corticaux ou sous-corticaux? Faut-il au contraire faire intervenir un élément vasculaire vaso-moteur?...

D. **Théorie du sympathique.** — A. Cooper a en effet démontré que l'anémie cérébrale provoquait des convulsions généralisées; Brown-Séquard, Vulpian, Nothnagel, Krause, Prévost, etc., ont vu qu'une excitation d'un nerf périphérique paraît déterminer des convulsions probablement par l'intermédiaire du Grand Sympathique, car une excitation du bout cranien du Grand Sympathique cervical amène un état d'anémie vaso-constrictive du cerveau suivie de convulsions. Chez l'homme, à l'occasion de craniectomie, Doyen, puis Leriche, ont pu voir que la crise épileptiforme était précédée immédiatement d'un état de vaso-contriction, de pâleur de l'écorce cérébrale. On peut donc se demander si l'innervation sympathique n'est pas le lien unissant toutes ces manifestations épileptiques. On peut se demander par exemple si la vaso-constriction des vaisseaux cérébraux causée par l'excitation du Grand Sympathique n'est la cause réelle, première, de l'épilepsie. Dans le cas d'épilepsie partielle, elle pourrait être la conséquence d'une excitation locale de l'écorce et donnerait ainsi l'explication de la généralisation rapide des phénomènes convulsifs. Dans l'épilepsie généralisée, ou bien elle serait causée par une cause toxique ou réflexe et d'emblée déterminerait la crise généralisée comitiale; ou bien elle débuterait comme dans l'épilepsie partielle par un point plus particulièrement épileptogène de l'écorce ce qui nous donnerait l'explication de l'apparition, dans ce cas, d'aura motrice ou sensitive.

D'autre part enfin, il faut pousser plus loin nos investigations et nous demander si cette faculté épileptoïde de la cellule corticale est fonction de sa nature même ou bien répond à des modifications structurales ou bio-chimiques de ses éléments constitutifs sous l'influence des excitants divers, mécaniques ou toxiques. Mais je reviendrai sur ce point quand j'exposerai la pathogénie de l'épilepsie dite essentielle, ne voulant développer ici que la physiologie pathologique du seul syndrome épileptique.

DEUXIÈME PARTIE

LES ÉPILEPSIES

CHAPITRE I

Étiologie générale. — Essai de classification. Les épilepsies expérimentales.

Le syndrome épileptique que je viens de décrire, si dramatique dans ses diverses manifestations cliniques impérieuses et soudaines, a pendant longtemps paru voilé de mystère dans sa cause première. C'est le *morbus sacer*, le *mal divin*, le *mal lunaire*, le *morbus astralis* des anciens auteurs, dénominations qui nous indiquent combien obscure, mystérieuse, surnaturelle même paraissait être son origine.

1. Fréquence. — Et cependant l'épilepsie est loin d'être une affection rare. Certes, il est difficile de dresser une statistique exacte car un grand nombre d'épileptiques ne sont pas hospitalisés dans des asiles, sont soignés dans leur famille qui s'efforce de tenir secrète l'existence de l'affection. D'autre part, si les examens médicaux au conseil de revision permettent de se rendre un compte assez exact du nombre des épilepsies masculines dont le début s'est produit avant la 20ᵉ année, il ne faut pas oublier d'une part

que la femme est aussi souvent atteinte que l'homme et d'autre part que l'affection peut faire sa première apparition à l'âge adulte et même dans la vieillesse (épilepsie sénile).

En revoyant les statistiques des réformés par le Conseil de revision, Louail trouve de 1831 à 1851 pour 3.570.692 jeunes gens examinés, 6.082 exemptés pour épilepsie, Gélineau en 1873, 515 exemptés pour 293.093 examinés et en 1874, 461 exemptés pour 286.529 examinés. Gélineau estime qu'il y a un épileptique pour 900 individus. Lasègue moins pessimiste, adopte la proportion de 1 pour 1.000. Dans son Traité de chirurgie du cerveau, Krause arrive également ment à ce chiffre pour la population de la Prusse.

Dans son article Epilepsie du Dictionnaire Encyclopédique Burlureaux insiste sur les variations que suit cette proportion suivant les diverses villes, si l'on étudie le nombre des exemptés du service militaire pour épilepsie. C'est ainsi que pour 10.000 inscrits, le 16e corps donnerait 22 épileptiques, le 11e corps 11 épileptiques, Tulle 49, Perpignan 29, Saint-Etienne 25, Paris 15, Alençon 9 et Fontainebleau 4.

Si nous acceptons le chiffre de 1 épileptique par 1.000 habitants, nous voyons qu'il y aurait donc en France 1.000 épileptiques par million d'habitants, soit par suite au total au moins 38.000 épileptiques soignés dans leur famille ou hospitalisés dans des asiles. Le mal comitial est donc une affection fréquente, très fréquente même. Il semble qu'avec les progrès de l'alcoolisme, le nombre des épileptiques soit de nos jours devenu plus important surtout dans les départements ravagés par l'alcoolisme.

2. Étiologie. — Le *sexe* joue un rôle peu important. Les auteurs croient que l'épilepsie se rencontre plus fréquemment chez la femme que chez l'homme. Ce n'est pas mon impression. Peut-être les auteurs n'ont-ils pas su suffisamment différencier

l'épilepsie de l'hystérie. D'ailleurs, nous verrons que les causes qui provoquent l'apparition du mal comitial, alcoolisme, syphilis, etc., atteignent surtout le sexe masculin.

L'*âge* n'a pas d'importance; il existe des épilepsies de l'enfance, de l'adulte, du vieillard. Lasègue ne considérait comme épilepsie vraie que celle qui survient entre 14 et 18 ans; cette opinion est trop absolue; certes, l'évolution pubérale peut favoriser l'apparition de l'épilepsie, mais une épilepsie peut atteindre aussi bien le vieillard que l'enfant, avec tous les caractères de l'épilepsie dite essentielle à laquelle Lasègue fait allusion.

Les auteurs ont incriminé des facteurs très variés : l'*émotion*, l'*hérédité*, les *infections*, les *intoxications*, les *méningites*, les *traumatismes crâniens*, la *grossesse*, les *troubles dyspeptiques*, les *vers intestinaux*, etc... Je ne fais que signaler rapidement toutes ces causes, parce qu'on les trouvera étudiées plus loin en détail. Cependant, malgré tout, on croyait que, dans la grande majorité des cas, l'épilepsie n'était qu'une *névrose*, c'est-à-dire une affection caractérisée par l'intégrité apparente du cerveau, une maladie « sine materia ». Mais l'obscurité qui entourait les fonctions du cerveau se dissipe peu à peu grâce aux progrès de la médecine expérimentale; on reconnaît d'abord que l'écorce cérébrale est excitable; on précise ensuite les localisations motrices et sensitives de cette écorce. Aussi donc, à la lumière de ces données nouvelles, une révolution s'opère-t-elle dans l'histoire de l'épilepsie.

J'ai montré plus haut comment la médecine expérimentale avait pu reproduire l'attaque d'épilepsie, partielle ou généralisée, préciser ainsi la physiologie pathologique du syndrome comitial. Mais, par le même coup, elle nous montrait que l'excitation épileptogène du cerveau relevait de causes et de mécanismes variés, qu'il y avait donc, non une épilepsie expérimentale, mais *des épilepsies expérimentales*.

3. **Épilepsies expérimentales**. — Ces épilepsies méritent bien la qualification d'*épilepsies symptomatiques* parce que les lésions qui les provoquent sont bien connues et peuvent être reproduites par l'expérimentation chez l'animal.

A. Certaines épilepsies résultent de l'excitation directe de l'écorce cérébrale. C'est en 1870, qu'Hitzig montre en effet, que cette dernière devient épileptogène sous l'action d'agents mécaniques, froid, excitation électrique... Les travaux confirmatifs sont nombreux. Bientôt la pathologie comparée nous montre que l'épilepsie est fréquente chez les animaux, chez le bœuf, le cheval, le chien, le chat, etc., et qu'à l'autopsie de ces animaux on trouve souvent des lésions de la boîte cranienne, des méninges, des hémisphères cérébraux. Ces faits sont à rapprocher des constatations faites chez l'homme. D'ailleurs, la médecine expérimentale peut, en partie, reproduire ces lésions sur l'animal, créer des plaques de méningite ou de méningo-encéphalite et démontrer ainsi leur rôle épileptogène. Voilà donc un premier groupe, le plus important, le plus étendu ; il comprendra les épilepsies symptomatiques les plus fréquentes, celles créées par les lésions organiques évidentes du cerveau, telles que : altération traumatique, tumeur, méningite, encéphalite, etc.

B. A. Cooper met en évidence le rôle des troubles vasculaires ; il montre, en effet, que chez l'animal la compression des artères vertébrales, après ligature des artères carotides, détermine une perte de connaissance avec crises épileptiformes ; l'asphyxie par strangulation provoque parfois également des convulsions. Or, ces faits se retrouvent dans la pathologie humaine, et il y a donc lieu d'admettre l'existence d'une épilepsie symptomatique de lésions vasculaires, ces lésions entraînant un défaut d'irrigation sanguine du cerveau.

C. Brown-Séquard, Vulpian, Nothnagel, Krause, Jolly, Prévost, remarquent qu'une excitation d'un nerf périphérique, sensitif peut provoquer des crises épileptiformes. Laborde, Lamandé, font la même remarque en irritant la plèvre par des corps irritants, tels que teinture d'iode, nitrate d'argent. La médecine vétérinaire insiste sur la fréquence de ces épilepsies réflexes chez le cheval par exemple. Or, ces données nous expliquent certains cas rares mais fort curieux d'épilepsies chez l'homme dénommées autrefois : épilepsie nasale, auriculaire, vermineuse, pleurale, testiculaire, etc., et nous prouvent en un mot que l'on doit admettre, bien qu'exceptionnelle, l'existence d'une épilepsie symptomatique dite *réflexe*.

D. Enfin la médecine expérimentale démontre facilement que l'injection sous-cutanée ou intraveineuse de certains poisons, alcool par exemple, est suivie de convulsions épileptiques, qu'il existe par suite des épilepsies *symptomatiques toxiques*.

Certes, ces divisions sont un peu artificielles, en ce sens que les facteurs précités s'associent souvent, se prêtent un mutuel appui, de telle sorte qu'il est difficile parfois de préciser le mécanisme réel par lequel un agent devient épileptogène. Voici un malade atteint d'intoxication par le plomb; il devient épileptique ; mais pour réaliser cette épilepsie, l'intoxication saturnine pourra, soit créer une méningite cérébrale, soit une artério-sclérose cérébrale, c'est-à-dire une lésion vasculaire, soit une intoxication urémique, soit une crise d'hypertension artérielle. Voici un deuxième malade alcoolique devenu épileptique. Est-ce l'effet toxique de l'alcool lui-même, ou bien le résultat d'une pachyméningite cérébrale alcoolique, d'une artérite par artério-sclérose, d'une intoxication par lésion hépato-rénale? Chacun de ces mécanismes peut être invoqué suivant les malades observés.

4. **Classification.** — Le problème à résoudre est

donc souvent complexe; mais cependant on observe parfois des formes d'épilepsie simples, assez précisés, résultant de l'action isolée ou du moins très fortement prédominante d'un seul de ces divers facteurs dont je viens de faire une revue rapide. Elles peuvent par suite servir de base pour une classification des diverses épilepsies symptomatiques et j'étudierai donc successivement : 1° les épilepsies symptomatiques de lésions cérébrales; 2° les épilepsies par trouble circulatoire; 3° les épilepsies infectieuses; 4° les épilepsies toxiques; 5° les épilepsies réflexes.

Mais quand ces épilepsies symptomatiques de mécanisme non discutable auront été passées en revue, aurons-nous alors parcouru dans son entier le domaine si vaste de l'épilepsie? Certainement non, en pratique. Il nous restera encore en effet à décrire un groupe important, le plus fréquent, le plus mystérieux encore, l'*épilepsie dite essentielle*. Toutefois n'abordant ainsi son étude qu'après celle des épilepsies manifestement symptomatiques, nous aurons l'avantage d'avoir recueilli une série d'enseignements précieux, de données scientifiques qui nous permettront de discuter avec fruit la nature de cette épilepsie essentielle et de voir si ce mot ne sert pas à autre chose qu'à couvrir notre ignorance sur le mécanisme pathogénique de cette variété d'épilepsie dite essentielle.

CHAPITRE II

L'épilepsie symptomatique de lésions cérébrales.

a) L'EPILEPSIE TRAUMATIQUE
L'EPILEPSIE PAR BLESSURE DE GUERRE

I. Considérations générales. — *Nullum capitis vulnus leviter contemni debet* et ce vieil aphorisme nous prouve à lui seul que les Anciens étaient de trop bons observateurs pour n'avoir pas reconnu l'influence du facteur traumatisme crânien sur l'apparition de l'épilepsie. On peut donc trouver facilement des observations, ou tout au moins des remarques cliniques qui démontrent qu'Hippocrate, Galien, que les médecins de la Renaissance, que plus près de nous Herpin, Pinel, Serres, etc., connaissaient l'*épilepsie traumatique*, mais il n'en reste pas moins vrai que sa véritable histoire médico-chirurgicale commence au milieu du siècle dernier.

C'est alors seulement, grâce à la pratique méthodique des autopsies et des examens microscopiques du cerveau rendus possibles par les progrès de la technique histologique, que la méthode anatomoclinique, si féconde en résultats, méthode qui consiste à consigner avec exactitude du vivant du malade, les signes morbides présentés par lui pour relever ensuite à sa mort le siège et la nature exacte des lésions du cerveau, ce qui donne à la méthode de statistique une base anatomique certaine, c'est alors que cette méthode anatomo-clinique a permis de préciser pas à pas, lentement, après bien des controverses, les principales localisations motrices et sensitives de l'écorce du cerveau de l'homme.

A la même époque, la médecine expérimentale, chez les animaux, confirmait, dans les mains d'Hitzig, de Ferrier, Laborde, etc., que l'écorce cérébrale était excitable, qu'une lésion irritative déterminait des phénomènes épileptiformes d'excitation corticale, tandis qu'une lésion destructive s'accompagnait de phénomènes de paralysie, et qu'on pouvait en outre, sur le cerveau du singe, repérer des centres corticaux de la motilité, de la sensibilité, etc... Et c'est ainsi que désormais le chirurgien savait, grâce à l'étude de points de repères anatomiques, à quel point précis du crâne appliquer sa couronne de trépan sur la boîte craniénne d'un malade atteint de telle ou telle manifestation motrice, sensitive, etc., et au surplus pouvait maintenant le faire sans crainte d'infection des méninges ou du cerveau, grâce à l'antisepsie d'abord, à l'asepsie ensuite. Aux médicaments antispasmodiques, seulement modérateurs des crises, s'ajoutait ainsi une médication parfois curative, l'intervention chirurgicale.

Les guerres ont été toujours les grandes pourvoyeuses d'épilepsie traumatique. Aussi donc, par sa longue durée, par l'utilisation si formidable de l'artillerie qui a multiplié les blessures par éclats d'obus, blessures dont on verra plus loin l'importance comme facteur d'épilepsie traumatique, la guerre de 1914-1918 a-t-elle permis de rassembler un nombre considérable d'observations. La question de l'épilepsie traumatique au double point de vue, d'abord médical, de son histoire clinique et pathogénique, ensuite chirurgical, des indications opératoires de la trépanation préventive et curatrice, a été souvent mise à l'ordre du jour, tant des réunions militaires des médecins neurologistes pendant la guerre que plus tard des Sociétés et des Congrès, soit de Chirurgie, soit de Neurologie. C'est ainsi que l'année 1921 nous a valu deux remarquables rapports, l'un médical dû à M. Behague au Congrès de Neurologie d'août 1921, l'autre chirurgical dû au Professeur Lenormant au Congrès de Chirurgie d'octobre 1921.

C'est en m'appuyant, d'une part sur ces deux rapports, d'autre part sur mon expérience personnelle faite de l'observation des nombreux épileptiques blessés de guerre que j'ai observés depuis 1915, que je vais pouvoir exposer le point de vue actuel de cette question qui intéresse un si grand nombre de blessés craniens de guerre.

2. Etiologie. — Le cerveau est un organe très vasculaire et surtout très fragile de par la faible consistance de la substance nerveuse. Ainsi tout traumatisme violent susceptible de déterminer une contusion du cerveau, une lésion des méninges, une fracture ou une fêlure de la boîte cranienne, peut être une cause provocatrice d'épilepsie. Les traumatismes craniens obstétricaux du nouveau-né seront étudiés dans un autre chapitre ; ils lèsent en effet un cerveau encore en voie de développement et ainsi, tant par leur mécanisme que par leurs conséquences immédiates et lointaines, diffèrent totalement du traumatisme cranien qui atteint un cerveau d'adulte.

Chez ce dernier, le traumatisme sera représenté suivant les cas, par un coup de bâton, un coup de pied de cheval, un jet de pierre, un éboulement, la chute d'un objet dur et pesant, etc... ; parfois ce sera une chute d'un lieu élevé ayant déterminé une contusion cérébrale, une fracture, soit de la voûte, soit de la base du crâne. Mais il me paraît plus utile et plus intéressant d'étudier ici les traumatismes craniens par blessure de guerre.

Certes, pendant la guerre de 1914-1918, on a pu observer des traumatismes craniens causés par les causes précitées : chute de cheval, éboulement de tranchées, coup violent sur le crâne, mais la véritable blessure de guerre est bien la blessure par arme à feu, balle de fusil ou de mitrailleuse, éclat d'obus ou de grenade. En 1914-1915, ces blessés étaient fort nombreux ; la généralisation du port du casque eut immédiatement le résultat heureux souhaité et diminua ainsi le nombre des « petits blessés du crâne ». Tantôt le traumatisme n'était pas perforant ; il s'agissait alors de choc simple avec lésion du cuir chevelu, ou bien de fracture localisée de la boîte cranienne, allant depuis la simple fêlure de l'os, jusqu'au soulèvement de la table interne de ce dernier ; tantôt au contraire l'éclat d'obus ou la balle, avait perforé, non seulement la boîte osseuse, mais également les méninges, atteint la substance cérébrale, y restant à demeure comme un corps étranger ou la traversant de part en part.

Si l'on admet que l'épilepsie post-traumatique tardive est déterminée par l'existence d'une cicatrice cérébrale irritative, il faut reconnaître que la deuxième variété de traumatisme sera plus épileptogène que la première. L'infection cérébrale succédant à la blessure sera également un facteur important. Or, une balle, en quelque sorte stérilisée par la haute température du canon, sera de ce fait moins dangereuse qu'un éclat d'obus ; une blessure de la région medio-frontale sera peut-être moins dangereuse qu'une blessure latérale par où l'éclat d'obus aura pu emporter et faire pénétrer avec lui dans l'encéphale un fragment infecté de casque, des cheveux, etc... De même une blessure qui, par manque de soins immédiats, a suppuré et déterminé ainsi un foyer localisé de méningo-encéphalite, sera plus épileptique qu'une blessure immédiatement soignée chirurgicalement avec la technique d'épluchage moderne des plaies. Plus le traumatisme cranien aura fait des dégâts étendus des méninges et du cerveau, plus le foyer infectieux de méningo-encéphalite traumatique aura été actif, plus nombreuses seront les craintes d'épilepsie tardive. Cependant, j'ai observé des soldats qui gardent encore inclus dans leur substance cérébrale des éclats d'obus, même assez volumineux, et qui, blessés depuis six ans déjà, n'ont pas eu de manifestation comitiale. A côté de ces faits, on peut par contre signaler des observations qui démontrent qu'une simple trépanation exploratrice faite sans l'appareillage perfectionné actuel, peut être épileptogène de par la commotion cérébrale qu'elle est capable de provoquer.

La statistique permet-elle donc de fixer le nombre des blessés crâniens devenus dans la suite épileptiques ?... La réponse serait évidemment affirmative si le même observateur pouvait examiner un nombre important de blessés craniens. Or, il n'en est rien ; les craniens gravement atteints seront plus particulièrement dirigés vers les médecins neurologistes et ceux-ci pourront ainsi dresser une statistique sévère, tandis que les petits blessés craniens, dont on aura éliminé les cas graves, fourniront à d'autres observateurs des statistiques plus favorables. M. Behague, ayant examiné le chiffre important de 3.629 craniens, trouve 434 épileptiques, soit 12,11 °/₀ ; M. Claude arrive au chiffre de 10 °/₀ ; M. Guillain au chiffre de 10,14 °/₀ ; M. Villaret à celui de 20 °/₀ ; M. Sollier à celui de 15 °/₀ ; au Centre de réforme de Toulouse, en cinq mois j'ai examiné en 1921 116 blessés du crâne et j'ai trouvé 13 épileptiques, c'est-à-dire environ 11 °/₀.

Il est important de se demander si le pouvoir épileptogène d'un projectile est fonction du lobe cérébral atteint, si, par exemple, une blessure de la zone motrice est plus dangereuse à ce point de vue qu'une blessure du lobe frontal. Le travail de M. Behague fournit une réponse à cette question. Les 3.629 blessés du crâne se répartissent ainsi : 46,4 % lobe pariétal; 26,45 % lobe frontal; 15,58 % lobe occipital; 11,47 % lobe temporal. Or si l'on considère 100 épiletiques on trouve comme localisation de la blessure initiale : 55,20 % lobe pariétal ; 25,43 % lobe frontal; 10,53 % lobe occipital ; 8,33 % lobe temporal. Ainsi donc la région pariétale motrice est de beaucoup la plus épileptique, ce qui était du reste à prévoir; vient ensuite le lobe frontal. Ma statistique de 1921 donne un autre résultat : mes 116 blessés crâniens comprennent 32 pariétaux dont 7 épileptiques, 45 frontaux dont 11 épileptiques, 11 temporaux et 27 occipitaux, avec 2 épileptiques.

D'autres facteurs interviennent pour favoriser l'éclosion des accidents épileptiques. Je signalerai : l'épilepsie antérieure qui sera aggravée par suite par le traumatisme, la syphilis, l'alcoolisme surtout, le rôle convulsivant de l'alcool venant ainsi rendre évidente l'épine traumatique épileptogène du cerveau.

Quelle est donc la nature, la constitution de cette épine épileptogène? Quelle lésion persistante va donc laisser la blessure cranienne? Le problème est intéressant, car si l'épilepsie post-traumatique a toujours pour cause un simple noyau cicatriciel, pourquoi la chirurgie cranio-cérébrale ne serait-elle pas capable d'amener une guérison définitive par ablation de cette cicatrice épileptogène?

Mais l'intensité et l'étendue des lésions sont choses très variables. Parfois on trouvera des lésions visibles à l'œil nu. Voici, par exemple, un malade atteint d'une fracture incomplète de la voûte cranienne avec embarrure de la table interne, esquilles osseuses, épaississement de l'os, qui ont irrité, épaissi les méninges et donné naissance à une adhérence avec la substance cérébrale sous-jacente, comprimée au surplus par cet épaississement de la paroi cranienne. Voici à côté un deuxième blessé qui a été trépané à la suite d'une blessure par balle, par éclat d'obus; la couronne de trépan a permis d'enlever un fragment osseux de la voûte cranienne; à sa place, se trouve un tissu de nature épaisse, fibreux; il est constitué par l'adhérence de la peau et de la dure-mère; la peau incisée, on trouve un tissu très vasculaire, parfois épaissi, dur, sous le scalpel, parfois, au contraire, plus lâche, parsemé de petits kystes séreux. Cette adhérence s'étend en profondeur, atteint les méninges molles qui sont par ce tissu inflammatoire étroitement soudées à la substance cérébrale, constituant ainsi un foyer de *méningo-encéphalite* chronique. Ce foyer a une étendue variable; il dépasse ordinairement le champ de la trépanation; en profondeur, il gagne la substance cérébrale épaissie, dure, traversée par des travées fibreuses ou durcie par une réaction de son tissu de soutien, la névroglie, tandis que les cellules nerveuses sont altérées et que tout autour du foyer, les petits vaisseaux nourriciers de l'écorce sont dilatés, enflammés. Dans certains cas, on pourra trouver, soit des formations kystiques intra-cérébrales, vraisemblablement reliquats d'anciennes hémorragies, soit des éclats de projectile, soit des débris de casque, des esquilles, le tout entouré d'un tissu fibro-névroglique de cicatrice.

Voilà la grosse cicatrice macroscopique que pourra observer le chirurgien. Mais à côté de ces grosses lésions, et souvent à leur place, ne peuvent parfois exister que des lésions microscopiques disséminées de sclérose névroglique cicatricielle ayant succédé aux petites lésions initiales hémorragiques destructives de la substance cérébrale et causées par la commotion cérébrale. On devine ainsi combien grande sera parfois l'incertitude du chirurgien qui, rapidement, l'écorce cérébrale mise à nu sur un malade anesthésié, devra prendre une décision, se décider, d'après les lésions qu'il constatera *de visu*, soit pour le *statu quo*, soit pour l'exérèse d'une portion de substance corticale dont la destruction pourra, dans la suite, être la conséquence de phénomènes de déficit définitif, paralysie par exemple, si l'intervention chirurgicale a porté sur la région rolandique motrice.

3. **Symptomatologie.** — Je serai bref, car toute la description clinique que j'ai donnée plus haut du syndrome épileptique s'applique fort bien à l'épilepsie traumatique. Evidemment, on observe plus souvent que dans toute autre variété d'épilepsie la forme partielle, l'épilepsie Bravais-Jacksonienne, soit motrice, soit sensitive, soit sensorielle. Mais l'épilepsie généralisée avec chute et perte de conscience se voit également dans les 2/3 des cas environ ; parfois cette forme généralisée succédera après une période variable, à des attaques partielles, et dans ce cas on trouvera presque toujours une aura annonciatrice qui reproduira cette attaque partielle, motrice, sensitive, sensorielle, psychique, qui avait été au début la seule manifestation comitiale ; parfois au contraire l'épilepsie prendra d'emblée la forme d'attaque généralisée avec perte de connaissance. De même l'accès comitial peut revêtir ici toutes les formes décrites plus haut, crises convulsives motrices, crises sensorielles, équivalents psychiques.

Mais il est plus intéressant, puisque le contenu de la crise d'épilepsie traumatique n'est pas différent en somme de celui de toute épilepsie, de se demander si l'évolution de l'affection ne présente pas quelques caractères spéciaux. Entre le traumatisme causal et la première crise, s'écoule une période plus ou moins longue, temps de latence variable avec les malades. Quels sont donc les limites extrêmes de cette période de latence?... question importante qui permettrait de rassurer un blessé cranien toujours anxieux à l'idée que tôt ou tard sa blessure cranienne peut se compliquer d'épilepsie. Une blessure cranienne non cicatrisée, je veux dire siège encore d'un processus infectieux d'ostéite des os du crâne, peut se compliquer d'épilepsie ; de même tout blessé cranien atteint d'une cicatrice cérébrale fibro-névroglique, peut, à l'occasion d'une infection, syphilis par exemple, ou d'une intoxication, l'alcool surtout, réveiller cette cicatrice épileptogène. Tout trépané doit, par prudence, se croire porteur d'un point d'appel épileptogène intra-cranien et par suite éviter avec soin toute cause, infection et surtout toxique, d'irritation cérébrale ; j'indiquerai plus loin les expériences démonstratives qui montrent le rôle important de ces cicatrices comme facteurs provocateurs des épilepsies toxiques alcooliques.

Mais, ces cas éliminés, nous nous trouvons en présence de blessés craniens à lésion cicatrisée et suivant une hygiène cérébrale appropriée à leur état. A quel moment pourra-t-on leur dire que tout danger de complication comitiale est passé pour eux ?... La réponse est variable avec les auteurs. Certes on a signalé des apparitions d'épilepsie très tardive, 9 ans, 11 ans, 24 ans même, mais peut-être s'agit-il là de cas rentrant dans cette catégorie de faits que je viens d'éliminer, un deuxième facteur étant venu sur le tard s'associer au facteur cicatrice traumatique qui serait resté silencieux sans l'adjonction de cette nouvelle cause épileptogène. L'observation des nombreux blessés craniens de la dernière guerre permet de dire que dans le 1/5 des cas, les premiers accès survenaient entre 5 et 10 mois après la blessure ; le temps de latence ne dépasserait 18 mois que dans 3 °/₀ des cas (Behague). « On peut admettre pratiquement, dit cet auteur, qu'un blessé, qui 18 mois après le traumatisme n'a pas eu de manifestations comitiales, n'en aura vraisemblablement pas puisque dans ces conditions le coefficient d'erreur est inférieur à 4 pour 1.000. » Les cas tardifs rapportés par MM. Guillain, Charbonnel et Jacomet, Tuffier et Deroide, sont donc assez exceptionnels. Pour ma part, j'ai vu un cas ayant débuté deux ans après la blessure; et tout dernièrement un deuxième cas ayant débuté 7 ans après une vaste blessure pariétale. L'intervention chirurgicale eut d'ailleurs dans le premier cas un heureux résultat, mais temporaire cependant; l'opération montra l'existence de kystes dans la cicatrice méningée que le chirurgien put facilement exciser. En règle générale l'épilepsie Jacksonienne apparaît souvent plus tôt que les formes généralisées d'emblée. D'après M. Behague un blessé du crâne aura d'autant plus à redouter de devenir épileptique : 1° qu'il sera blessé dans la région pariétale, puis frontale, occipitale et enfin temporale; 2° que le projectile vulnérant sera plus volumineux; 3° que la place sera profonde ou transfixiante ; 4° que la brèche osseuse sera oblitérée par une créatrice ossifiée; 5° que les opérations chirurgicales profondes auront été plus nombreuses et suivies de suppuration, toutes causes qui auront en effet provoqué une production plus importante de tissu cicatriciel.

Ce ne sont là évidemment que les résultats globaux, moyens, formés par la statistique; en somme nous avons des signes de probabilité, mais non des signes de certitude nous permettant, soit de craindre une complication tardive comitiale d'un traumatisme cranien, soit au contraire de rassurer le blessé après une période d'observation de 18 mois environ.

Sans nul doute, l'épilepsie est une des complications graves des blessés du crâne. Mais ici également toutes les nuances peuvent s'observer sans qu'il soit bien possible de trouver quelque signe précis permettant de prévoir l'évolution du mal. Tel malade n'aura que deux ou trois crises par an; tel autre malade présentera une ou deux crises hebdomadaires. Le plus souvent, les crises se répètent semblables les unes aux autres sans laisser de déficit cérébral. Mais chez quelques malheureux blessés, elles augmentent progressivement d'intensité : parfois même elles se succèdent rapidement pour créer un véritable état de mal épileptique dont le pronostic pourra, chez quelques-uns être fort grave, soit qu'il ait immédiatement une issue mortelle, soit qu'il laisse après lui un certain déficit intellectuel pouvant finalement, à la suite de plusieurs états de mal, arriver à un état de démence définitif plus ou moins prononcé.

Mais le tableau n'est heureusement pas toujours aussi sombre. Les crises peuvent diminuer d'intensité, s'espacer au point qu'il peut s'agir, chez quelques malades, non pas tant peut-être de guérison définitive que d'accalmie de très longue durée équivalant pratiquement à une guérison, grâce à une hygiène cérébrale bien comprise et à un traitement médical anti-épileptique.

CHAPITRE III

L'épilepsie symptomatique de lésions cérébrales
(suite).

b). L'ÉPILEPSIE AU COURS DES TUMEURS CÉRÉBRALES

Les crises d'épilepsie, généralisées ou partielles, c'est-à-dire du type Bravais-Jacksonien, s'observent assez fréquemment au cours de l'évolution des tumeurs cérébrales.

Sous ces termes de tumeur cérébrale, il faut au surplus comprendre, non seulement les tumeurs vraies, au sens microscopique, histologique du mot, mais également toute production intra-cérébrale qui donnera le tableau clinique caractéristique des tumeurs endocraniennes.

Tumeurs vraies, ce seront à proprement parler les néoplasmes dus à la prolifération en quelque sorte cancéreuse des divers éléments qui constituent, soit la substance nerveuse, soit les méninges entourant le cerveau, c'est-à-dire les gliomes, les sarcomes, les psammomes, les épithéliomas, les cancers secondaires à des cancers abdominaux ayant envoyé des embolies de cellules cancéreuses dans le cerveau, etc.

Tumeurs au sens clinique seul du mot, ce seront à proprement parler, les kystes, les abcès, les productions gommeuses, les tubercules volumineux de nature syphilitique ou tuberculeuse, etc...

Quoi qu'il en soit de leur nature histologique, toutes ces tumeurs ont pour caractéristique :

1° De suivre une marche progressive leur volume augmentant peu à peu, au point d'acquérir parfois celui d'une mandarine ;

2° D'être logées avec l'encéphale dans une boîte osseuse, par suite inextensible où elles vont donc se trouver bientôt à l'étroit ; il en résultera ensuite une compression de la substance nerveuse, bien souvent plus molle que les tumeurs, compression d'autant plus marquée que la tumeur, par son action irritative, détermine une hyperproduction du liquide céphalo-rachidien remplissant les ventricules latéraux du cerveau, c'est-à-dire une hydrocéphalie interne. La capacité de la boîte intracranienne devient ainsi trop petite pour ces trois éléments, encéphale, tumeur, liquide céphalo-rachidien. L'écorce cérébrale est donc refoulée, comprimée contre la paroi du crâne, soit par la tumeur elle-même, soit par l'hydrocéphalie interne des ventricules.

Cette compression du cerveau donnera naissance à deux variétés de symptômes, les uns d'irritation parmi lesquels souvent *l'épilepsie*, les autres de déficit, dues à la suppression fonctionnelle ou même à la destruction d'une partie du cerveau, par exemple une paralysie. Ce mécanisme nous permet de comprendre que toute tumeur, quelque soit son siège dans tel ou tel lobe du cerveau, frontal, occipital, pariétal, est susceptible de provoquer des attaques d'épilepsie. Au surplus quelques-unes de ces tumeurs sécrètent très probablement des produits toxiques, d'autres s'accompagnent parfois de réactions inflammatoires méningées de voisinage, ou bien troublent la circulation cérébrale ; sur des cerveaux prédisposés à la convulsion par une constitution épileptogène de l'écorce cérébrale, ce sont là également autant de facteurs possibles de crises épileptiques.

Mais, en outre la tumeur, peut être tout particulièrement épileptogène de par son siège. On sait en effet toute la différence, à ce point de vue, qui sépare une tumeur profonde éloignée de l'écorce cérébrale ou développée dans un lobe dit indifférent du cerveau, d'une tumeur qui, par son siège superficiel, souvent au niveau de la méninge, viendra comprimer, irriter avant de le détruire, un territoire cortical à fonction bien spécialisé. Cette tumeur ainsi placée produira une épilepsie partielle qui sera motrice si la zone motrice du cerveau est irritée, sensitive, si cette irritation atteint les centres sensitifs de l'écorce. Voilà une deuxième variété d'épilepsie, bien distincte de l'épilepsie généralisée indiquée plus haut, de valeur clinique beaucoup plus importante, car elle pourra servir à préciser le siège exact de la tumeur, à guider par suite le chirurgien dans sa trépanation thérapeutique.

Comme on vient de le voir, la symptomatologie d'une tumeur cérébrale est faite de trois variétés de signes : 1° signes relevant de la compression du cerveau contenu dans une boîte osseuse inextensible ; 2° signes relevant de l'irritation de certaines zones de l'écorce cérébrale ; 3° enfin signes plus tardifs résultant de la suppression fonctionnelle ou de la destruction de ces zones d'abord irritées dans la première période avec développement de la tumeur. Or, l'épilepsie pourra faire partie intégrante du tableau clinique réalisé par les deux premières variétés de signes, signes de compression, signes d'irritation de certains points de l'écorce du cerveau. Examinons d'abord le premier cas clinique.

Voici un malade qui, sans motif, est peu à peu atteint d'une céphalée, d'un mal à la tête intolérable, qui ne cède à aucun calmant, bien différent de la vulgaire migraine ; ce malade a des vomissements faciles, fréquents, de caractère cérébral ; son humeur change, ses facultés intellectuelles baissent ; sa vue s'obscurcit; le médecin oculiste consulté a vu que le fond de l'œil présentait un aspect caractéristique, que la *papille* de l'œil était œdémateuse, gonflée, avec des veines dilatées, tortueuses au point parfois même de donner naissance à de petites hémorragies. En présence de cet ensemble, le médecin n'hésitera pas à porter le diagnostic de compression du cerveau par une tumeur qui se développe dans l'intérieur de la boîte cranienne.

Tel est, en quelques mots, le tableau clinique *commun* à toutes les tumeurs cérébrales. Or, ce tableau clinique peut se compliquer d'*épilepsie généralisée convulsive*. Cette forme d'épilepsie ne diffère nullement de la description de la crise habituelle. Elle comprend par suite parfois une aura, puis une chute avec perte de conscience, des raideurs toniques, des secousses cloniques, une morsure de la langue, l'émission involontaire des urines, une phase terminale de stertor, enfin la fatigue et surtout la perte de tout souvenir de la crise au réveil. La crise épileptique sera plus ou moins intense, parfois simple vertige, parfois crise intense; la répétition des crises aura lieu à des intervalles variées. Tout peut se voir, mais cependant, il s'agit presque toujours de crises convulsives motrices, les formes à équivalents psychiques étant d'observation rare. Cette variété d'épilepsie généralisée n'est pas spéciale à telle variété de tumeur ou à tel siège spécial de la tumeur; *elle relève uniquement de la compression globale du cerveau*; elle doit être bien connue; elle ne peut servir à localiser la lésion.

Au contraire, fort grande est l'importance de la deuxième variété d'épilepsie, celle due à une irritation de la zone sensitivo-motrice de l'écorce cérébrale par une tumeur. En principe, elle consiste en des attaques d'*épilepsie partielle*, d'*épilepsie Bravais-Jacksonienne*.

Un malade est pris de maux de tête, dont l'intensité va croissant et parfois même localisés à un des côtés du crâne ; rien ne les calme, ni cachet analgésique, ni morphine ; surviennent même quelques vomissements faciles, sans nausées. Cet état persiste quand, un jour, ce malade est pris d'une attaque d'épilepsie motrice partielle. Chez l'un, elle a débuté par les muscles d'un des côtés de la face, a consisté en quelques secousses non douloureuses ; chez l'autre, le début a eu lieu au niveau de la main ; chez un troisième, au contraire, au niveau de la jambe. Cela n'a duré que quelques secondes et tout est rentré dans l'ordre. Mais, quelques jours après, la crise d'épilepsie partielle a reparu avec le même siège, la même qualité, la même intensité ; les crises bientôt se rapprochent, se succèdent rapidement ; le malade en a parfois même plusieurs dans la même journée ; c'est ainsi qu'on a pu signaler des faits où l'on a noté 50, 60 crises par jour, véritable état de mal d'épilepsie partielle.

Que faut-il donc penser de l'importance, de la valeur de cette crise d'épilepsie Bravais-Jacksonienne au cours de l'évolution des tumeurs cérébrales ? A peu près sûrement, elle indiquera une irritation permanente, lésionnelle d'un territoire cortical assez précis. Je renvoie en effet à la description que j'ai donnée plus haut de l'épilepsie partielle, mais je crois cependant utile de revenir sur certains points capitaux.

La crise d'épilepsie partielle a un début toujours semblable chez le même malade et ce siège initial du début est commandé par le siège de la lésion au niveau de l'écorce cérébrale. Les épilepsies localisées au côté gauche du corps indiquent que la lésion atteint l'hémisphère droit du cerveau. La crise motrice qui débute par la face pour gagner ensuite le bras et enfin la jambe, relève d'une lésion de la partie inférieure de la circonvolution frontale ascendante ;

celle qui débute par la main pour gagner ensuite la face puis la jambe, dépend d'une altération de la partie moyenne de cette même circonvolution, tandis qu'une lésion irritative de sa partie supérieure détermine une épilepsie partielle motrice qui débutera par la jambe pour atteindre ensuite le bras et la face. Si la crise est, non motrice, mais sensitive, c'est que la lésion irrite, non la circonvolution frontale ascendante qui a un rôle moteur, mais la circonvolution pariétale ascendante qui est le siège des centres sensitifs de l'écorce.

Grâce à l'épilepsie partielle, nous savons que l'écorce cérébrale de telle circonvolution est irritée. Bientôt l'évolution de l'affection, par la fréquence de plus en plus grande des crises, nous indique que l'affection progresse, qu'elle est due à une lésion permanente de l'écorce. En même temps le tableau clinique de compression cérébrale pourra se préciser, les céphalées augmentent d'intensité, les vomissements devenir plus faciles, une torpeur cérébrale s'empare du malade, une faiblesse de la vue survient que l'occuliste consulté n'hésite pas à mettre sur le compte d'une névrite œdémateuse de la papille. Dès lors, nous pourrons affirmer qu'une tumeur se développe dans le cerveau de notre malade et l'épilepsie partielle nous permet de supposer qu'elle a pris naissance à tel endroit précis. Je dis, permet de supposer. A ce moment, en effet, la valeur de l'épilepsie partielle n'est pas absolue ; elle indique simplement que la tumeur est, soit au niveau, soit dans le *voisinage immédiat* de tel endroit précis de la circonvolution frontale ou pariétale ascendante. On a pu croire à la faillite des localisations cérébrales, parce qu'on avait perdu de vue cette notion et qu'au moment de l'intervention chirurgicale ou à l'autopsie, on n'avait pas trouvé la tumeur exactement placée sur tel centre moteur cortical correspondant à la variété d'épilepsie motrice, faciale, brachiale, crurale, présentée par le malade. Donc, on se contentera d'affirmer que la tumeur est dans le *voisinage* de ce centre ; ce défaut de précision n'a d'ailleurs pas une grosse importance pratique, la chirurgie ayant maintenant à sa disposition une technique assez précise pour mettre à nu, par une large craniectomie, une surface assez étendue de l'écorce cérébrale.

J'estime que la présomption deviendra une quasi certitude si les crises d'épilepsie s'accompagnent de phénomènes de déficit *permanent*. Certes, toute crise d'épilepsie est parfois suivie de phénomènes de déficit post-paroxystique, dus à la fatigue de cette partie de l'écorce cérébrale qui a, en quelque sorte, utilisé tout son tonus nerveux sous forme de convulsions ; la pile est brusquement déchargée. Mais avec le repos, l'écorce cérébrale reprend progressivement son tonus nerveux et les phénomènes de déficit disparaissent. Mais dans certains cas, on les voit au contraire persister, devenir permanents, s'exagérer, se superposer aux phénomènes d'irritation épileptiques, bientôt même les dominer, les surpasser en intensité. Evidemment cette évolution indique bien qu'à la phase initiale exclusivement irritative, épileptique, succède une phase de destruction et cette évolution indique sûrement que la lésion a d'abord irrité, puis détruit la zone corticale, siège de la représentation motrice ou sensitive, soit de la face, soit du bras, soit de la jambe.

L'épilepsie partielle n'a qu'un rôle localisateur probable de la lésion. On ne peut lui demander autre chose. D'une part, c'est un ensemble de signes, tels que céphalée, vomissements, torpeur cérébrale, œdème de la papille de l'œil, qui permettent de mettre cette épilepsie partielle sur le compte d'une tumeur ; d'autre part, c'est une étude minutieuse du passé du malade, avec étude approfondie des réactions biologiques tant de son sang que de son liquide céphalo-rachidien, des essais divers de thérapeutique qui permettent de préciser la nature exacte de la tumeur. Mais, ainsi limité, l'intérêt de l'épilepsie partielle au cours de l'évolution des tumeurs cérébrales est énorme. Elle nous indique que cette tumeur n'est pas centrale, ne siège pas dans le centre même du cerveau, qu'elle est près de l'écorce, développée, soit au niveau des méninges, soit dans la région corticale ou sous-corticale du cerveau, qu'elle est donc *abordable* pour le chirurgien; elle nous entr'ouvre les portes d'une intervention chirurgicale.

Voilà un premier résultat. En outre, par sa répétition toujours identique à elle-même, par ce fait capital que le siège initial de la crise, face, bras ou jambe, est commandé par le siège de la lésion sur cette partie bien topographiée de l'écorce cérébrale, elle nous permet d'indiquer avec précision où devra être appliquée la couronne de trépan qui mettra à nu la partie du cerveau soupçonnée à juste titre comme comprimée par la tumeur.

CHAPITRE IV

L'épilepsie symptomatique de lésions cérébrales
(*fin*).

c) L'ÉPILEPSIE CONSÉCUTIVE AUX MÉNINGITES ET AUX ENCÉPHALITES CHRONIQUES

Mis à part les noyaux gris centraux du cerveau, ce dernier est en somme constitué par deux variétés de substance nerveuse, l'une centrale, de beaucoup la grosse masse du cerveau, c'est la *substance blanche* formée presque exclusivement par des fibres nerveuses d'union; l'autre, plus superficielle, recouvrant comme d'un manteau la substance blanche, c'est le manteau cortical, l'*écorce grise corticale* du cerveau plissée, ondulée, sous la forme de circonvolutions, substance grise constituée par les *cellules nerveuses* corticales disposées par couches stratifiées, chaque couche ayant des cellules de forme distincte et à rôle par suite distinct. Une de ces couches cellulaire est justement formée dans la zone motrice du cerveau par de volumineuses cellules, les cellules motrices dites pyramidales, dont les prolongements vont constituer une partie des fibres de la substance blanche. Ces cellules nerveuses sont noyées dans un lacis, une résille de fibres nerveuses qui les unissent entre elles et couche à couche. En outre, dans leur intervalle d'une part, on voit un tissu de soutien spécial au système nerveux, la *névroglie*, constituée par des fibres et des cellules névrogliques; d'autre part, dans l'écorce cérébrale cheminent les *vaisseaux* destinés à la nutrition, ces vaisseaux provenant de la méninge molle appliquée contre l'écorce cérébrale et portant ainsi le nom de pie-mère. Le cerveau est en effet enveloppé de plusieurs méninges. La plus superficielle est fibreuse, résistante, appliquée contre la paroi cranienne osseuse : c'est la dure-mère. Vient ensuite la deuxième méninge, l'arachnoïde; puis, appliquée exactement contre la substance nerveuse dont elle est une membrane nourricière, servant en effet de support aux vaisseaux, artères et veines, destinés à l'écorce cérébrale, on aperçoit la troisième méninge, ou pie-mère. Entre ces deux méninges, l'arachnoïde et la pie-mère, on trouve un espace, l'espace sous-arachnoïdien rempli d'un liquide spécial, couleur eau de roche, le liquide céphalo-rachidien, destiné à protéger le cerveau, à amortir, tant les secousses créées par des mouvements brusques passifs ou actifs de la tête que des chocs dus à la pulsation expansive des artères cérébrales.

Ces notions rapides d'anatomie nous indiquent donc : 1° qu'une infection peut se localiser, soit à la méninge molle, la pie-mère, constituant ainsi une *méningite*, soit à la substance nerveuse constituant dans ce cas une *encéphalite*; 2° mais bien souvent, étant donné l'union si intime de la pie-mère et de la substance corticale, l'inflammation atteindra à la fois la méninge et la substance nerveuse, ce qui constituera une *méningo-encéphalite*.

Or, un tel processus morbide, méningite, encéphalite, méningo-encéphalite, est éminemment irritatif; d'autre part, il atteint tout spécialement la substance grise de l'écorce, or j'ai dit plus haut que justement l'épilepsie résultait de l'irritation de l'écorce cérébrale; l'histoire anatomo-clinique de l'épilepsie traumatique et de l'épilepsie provoquée par les lésions cérébrales en a été une démonstration quasi expérimentale, c'est-à-dire que l'épilepsie est souvent la conséquence d'une inflammation méningée ou encéphalitique. Nous verrons plus loin, à propos de l'épilepsie dite essentielle, l'importance de cette notion ; mais, justement, à ce point de vue si capital, il convient de souligner ici l'importance de ces épilepsies secondaires à des inflammations évidentes, j'allais dire grossières, dans tous les cas indiscutables, bien visibles, de la pie-mère et de l'écorce cérébrale.

Je ne puis entrer dans les détails complets sur ces inflammations ; ce serait passer en revue toute la pathologie infectieuse du cerveau et cette pathologie est aussi vaste que variée. En voici donc un aperçu synthétique. L'inflammation sera aiguë ou chronique.

A) **Inflammation aiguë.** — On a signalé l'apparition de convulsions épileptiformes au cours des méningites aiguës post-otitique, par traumatisme, etc... ; au cours de la méningite cérébro-spinale, dans la méningite tuberculeuse, dans celle des méningites de nourrissons après infection intestinale, dans les abcès du cerveau, etc...

J'examinerai plus loin les rapports des convulsions avec l'épilepsie, mais je fais allusion ici à de vrais accès épileptiformes indiscutables. Tantôt il s'agit, et c'est le cas le plus fréquent, d'accès d'épilepsie généralisée, ce qui se comprend étant donné la diffusion des lésions inflammatoires sur toute l'étendue de l'écorce cérébrale ; tantôt il s'agit d'épilepsie partielle motrice ou sensitive, éventualité qui se produit plutôt dans l'abcès du cerveau ou la méningite tuberculeuse. Cette épilepsie partielle révèle évidemment une lésion plus particulièrement localisée à la zone motrice du cerveau et il y a là, au point de vue physiologie pathologique, comme un terme de passage entre l'inflammation et la tumeur. La tuberculose par exemple, peut faire une méningite en plaques d'étendue limitée ou même une petite tumeur', une gomme tuberculeuse, un tuberculome, localisée' l'une ou l'autre, aux centres sensitifs ou moteur de l'écorce, et, dans ces deux variétés de lésions, la manifestation clinique sera cependant une épilepsie partielle Bravais-Jacksonienne sensitive ou motrice.

B) **Inflammation chronique.** — Sous ce terme, il convient de classer, d'une part, les cicatrices inflammatoires des méninges ou de l'écorce cérébrale résultant d'une inflammation aiguë temporaire; d'autre part, certains processus, à marche très lente, mais du moins progressifs, processus à marche lente qui seront parfois réchauffés temporairement, d'une manière transitoire par des poussées dépendant, soit du facteur causal primitif, soit de facteurs infectieux ou toxiques surajoutés, superposés à ce dernier.

a) *Enfants.* — L'épilepsie vient souvent compliquer les encéphalopathies infantiles. Les lésions de ces encéphalites et partant leurs causes sont assez variables :

a) Tantôt arrêt de développement de l'écorce cérébrale ou malformations de cette écorce qui seront dues, soit à l'hérédité, soit à une intoxication ou une infection des parents ayant adultéré les cellules germinatives du testicule ou de l'ovaire ou, par la voie placentaire, ayant pu parvenir jusqu'au cerveau de l'enfant pendant sa vie intra-utérine.

b) Tantôt lésion cérébrale résultant d'une naissance prématurée ; d'une présentation vicieuse à la naissance par bassin rétréci de la mère avec application traumatisante de forceps; d'une asphyxie à la naissance par circulaires du cordon ombilical autour du cou. Tout ce mécanisme détermine, suivant les cas, soit un traumatisme du crâne avec contusion cérébrale, soit des hémorragies méningées.

c) Tantôt infection du cerveau et des méninges, soit apportées (hérédo-infection) du père ou de la mère (syphilis surtout), soit acquises pendant les premiers mois ou les premières années de l'enfance à la suite d'une infection intestinale, d'une fièvre éruptive, d'une coqueluche, d'une infection naso-pharyngée. Cette infection a créé ainsi chez l'un, un épaississement de la pie-mère, une méningite; chez l'autre, une méningo-encéphalite; chez d'autres enfants enfin une lésion vasculaire avec foyer de ramollissement, pseudo-kyste, pseudo-porencéphalie, ou bien une méningite des cavités ventriculaires du cerveau, d'où production d'hydrocéphalie.

d) Signalons enfin des variétés un peu particulières de sclérose du cerveau : la sclérose lobaire atrophique et la sclérose hypertrophique.

Ces encéphalopathies infantiles, de nature si diverse, s'accompagnent souvent de manifestations épileptiques. Toutes les formes, toutes les manifestations motrices, et surtout psychiques, peuvent s'observer.

Ces enfants épileptiques présentent au maximum des stigmates physiques de dégénérescence : macrocéphalie, microcéphalie, acrocéphalie; front fuyant, oreilles mal ourlées, déformées; mauvaise dentition avec dents mal implantées portant parfois la signature de syphilis héréditaire; voûte palatine ogivale; anomalies viscérales, testiculaires; anomalies du côté des doigts, des ongles, des cheveux; petite taille; chétivisme, etc... Ce sont le plus souvent ces grands épileptiques des asiles d'aliénés avec ce facies souvent si caractéristique des dégénérés; à ce facies ajoutons une acné du visage provoquée par le traitement bromuré, des cicatrices résultant des chutes brusques, et on réalise ainsi cette physionomie si facilement reconnaissable des grands épileptiques.

Certes, certains de ces épileptiques de l'enfance sont exclusivement des épileptiques moteurs avec quelques équivalents psychiques. Mais, d'une manière fréquente, les lésions précitées ont atteint, non seulement la sphère sensitivo-motrice du cerveau, mais également ont modifié les éléments psychiques. Tantôt ce sera un arrêt intellectuel allant depuis l'idiotie la plus complète jusqu'à la débilité mentale simple en passant par les divers degrés de l'imbécillité et de l'arriération mentale. Tantôt ce sera un déséquilibre simple des qualités intellectuelles, intelligence parfois vive, mais inégale, sans équilibre dans ses divers éléments. Tantôt c'est un amoindrissement du sens affectif, du sens moral, une folie morale, tendance au vol, au mensonge, aux excès génitaux, à l'incendie, aux perversions sexuelles, etc... Le caractère est irritable, sournois, nerveux, vicieux, hypocrite... En un mot c'est sur un terrain de dégénérescence mentale que va se développer l'épilepsie. Il en résultera évidemment que cette dernière prendra parfois la forme d'équivalents psychiques. J'ai déjà longuement examiné cette question à l'occasion des troubles mentaux de l'épilepsie et montré comment se faisait cette association de l'épilepsie psychique et de la dégénérescence mentale.

Mais cette forme d'*épilepsie infantile* ne se caractérise pas seulement par l'adjonction de manifestations psychiques plus ou moins intenses; elle est en effet également souvent compliquée par des troubles *paralytiques* permanents.

La lésion inflammatoire est à la fois irritative, d'où l'épilepsie, et destructive de certaines parties motrices du cerveau, d'où la paralysie. L'enfant est donc parfois atteint d'*hémiplégie spasmodique* : bras contracturé en flexion, jambe raidie en extension, arrêt de développement des membres paralysés, mouvements involontaires de la main sous forme de chorée, d'athétose. Parfois il s'agit de paralysie spasmodique des deux jambes (maladie de Little).

Toutes les combinaisons d'intensité peuvent se voir

en tant que mélange de troubles épileptiques, de troubles paralytiques, de troubles psychiques. L'un sera un idiot à la fois complètement paralysé et épileptique ; un autre sera paralysé et épileptique avec des troubles intellectuels peu intenses ; un troisième sera surtout un malade psychique avec de rares et peu intenses manifestations comitiales. Chaque malade réalise donc sa combinaison propre de symptômes comme qualité et surtout comme intensité, cette combinaison étant probablement fonction de l'intensité et de la localisation de la lésion cérébrale, cause de tout le mal.

L'évolution de cette épilepsie infantile est également variable avec chaque malade. Tels malades auront des accès rares, facilement modérés par un traitement approprié. Tels malades, au contraire, auront des accès fréquents, intenses, aboutissant parfois à un état de mal et finalement surviendra une *démence épileptique* dont j'ai donné plus haut la description. Voilà encore un point qui est assez spécial à cette épilepsie provoquée par les encéphalopathies de l'enfance. Cependant, il ne faut pas oublier que toutes les transitions existent et peut-être arrive-t-il que dans certains cas *l'épilepsie chronique dite essentielle n'est qu'une forme légère et purement convulsive d'une encéphalite de l'enfance.* Nous retrouverons donc cette notion plus loin, quand j'exposerai l'épilepsie essentielle.

b) *Adultes.* — On a signalé l'apparition de crises épileptiformes, au cours de la sclérose en plaques du cerveau ; comme suite de certaines méningites aiguës localisées, par exemple par blessure du cerveau (j'ai exposé déjà ce fait à l'occasion de l'épilepsie traumatique) ; comme conséquence de *syphilis méningée* ; comme complication de la *méningo-encéphalite* dénommée *paralysie générale* ; comme complications également de certaines inflammations avec épaississement de la dure-mère et dénommées *pachyménin-gite cérébrale*, etc... Je signale ces faits ne pouvant entrer dans le détail des lésions et des causes qui caractérisent ces diverses affections. En somme l'épilepsie n'est ici qu'une complication d'une maladie qui se sera révélée déjà par un ensemble de signes psychiques ou moteurs caractéristiques.

c) *Vieillards*. — Tout comme l'adulte, mais cependant plus exceptionnellement, le vieillard peut être atteint de lésions de méningo-encéphalite infectieuse ou toxique, relevant, soit de la syphilis, soit de l'alcoolisme par exemple, et cette méningo-encéphalite, chez lui comme chez l'adulte, pourra provoquer des accès comitiaux.

Mais ce qui est plus particulier à la vieillesse, c'est une démence progressive due à l'artério-sclérose localisée au cerveau, à la cérébro-sclérose. On ne doit pas confondre cet état avec la démence sénile simple. Cette dernière est exclusivement provoquée par l'évolution sénile simple du cerveau et ne détermine pas à elle seule des manifestations comitiales. Au contraire, la cérébro-sclérose est une affection épileptogène par des facteurs multiples, comprenant ainsi la presque totalité des cas *d'épilepsie tardive sénile*. D'une part, la sclérose des artères du cerveau amène un trouble dans la circulation de cet organe, une diminution dans le débit sanguin et consécutivement des phénomènes d'anémie cérébrale sous la forme de vertiges, de syncopes ou de crises épileptiformes. D'autre part, l'écorce cérébrale est souvent atteinte de lésions graves allant depuis le foyer de ramollissement cérébral plus ou moins important, jusqu'à la petite lacune par nécrobiose ou jusqu'à la plaque de sclérose névroglique de l'écorce; ces lésions parfois irritatives créent des lieux d'appel, de fixation des toxines ou des poisons épileptogènes circulant dans le sang. Or ces vieillards artérioscléreux ne sont pas seulement des cérébro-scléreux ; ils sont le plus souvent des hypertendus, des malades atteints d'un certain degré de néphrite chronique urémigène ; ils font donc facilement, par cette lésion rénale, une rétention de produits toxiques qu'un rein normal devrait laisser filtrer, produits toxiques souvent convulsifs qui vont ajouter leur action à celle de ces lésions vasculaires et scléreuses que j'ai signalées précédemment. Cette synergie d'action nocive de ces facteurs produira l'attaque d'*épilepsie sénile tardive*.

La forme clinique de cette épilepsie ne diffère pas de la forme classique. Mais l'accès passé, on se trouvera en présence d'un vieillard présentant tous les signes de l'artério-sclérose : hypertension artérielle, artères temporales sinueuses, arc sénile de la cornée, retentissement du deuxième bruit aortique, traces d'albumine dans les urines, polyurie, etc... A cette symptomatologie cardio-rénale s'adjoindra un complexus cérébral relevant de la cérébro-sclérose : vertiges, diminution de la mémoire d'acquisition, troubles du caractère et du jugement, diminution de la force motrice, exagération des réflexes tendineux, paralysies et aphasies transitoires, etc.

Peu à peu cet état morbide de déficit cérébral va s'exagérant, domine enfin le tableau morbide, l'accès d'épilepsie intercurrent ne survenant qu'à titre de complication.

CHAPITRE V

L'épilepsie par troubles circulatoires.

Dans le paragraphe précédent, je viens de signaler le rôle important des altérations vasculaires dans les diverses méningo-encéphalites de l'enfance, de l'adulte et du vieillard. Ces troubles d'irrigation de l'écorce peuvent évidemment jouer un rôle important dans l'apparition des crises épileptiformes, toutefois ce facteur vasculaire s'associe aux autres facteurs nombreux inflammatoires épileptigènes; il est noyé en quelque sorte dans l'ensemble.

Le *choc émotionnel* violent intervient peut-être également par l'intermédiaire de l'élément vasculaire. D'après certains auteurs, en effet, une émotion violente, surtout la frayeur, se retrouve à l'origine d'un grand nombre de cas d'épilepsie. Les parents de malades invoquent à chaque instant cette étiologie pour expliquer l'apparition des accès comitiaux. En réalité, le plus souvent, ils font allusion, non pas à une émotion récente suivie d'un accès immédiat, mais à une crainte, à une frayeur surtout, ressentie par le malade plusieurs jours ou plusieurs semaines auparavant et, dans leur langage pittoresque, ils le traduisent en disant : « Mon fils a eu le sang tourné ». Max Nordau a vu survenir des crises chez un jeune garçon et une jeune fille qui avaient assisté à un accès comitial chez leur sœur. Ce dernier mécanisme peut être seul accepté, je veux dire une émotion violente suivie d'une crise épileptique immédiatement et non à intervalle éloigné. On sait en effet que l'état émotionnel s'accompagne toujours de troubles vaso-moteurs; le cœur bat violemment, la face pâlit ou rougit et on peut fort bien admettre que ces troubles vaso-moteurs peuvent troubler la circulation cérébrale; mais, à mon avis, l'émotion ne crée pas par elle-même l'épilepsie; elle n'est que la cause occasionnelle qui déclanche l'accès comitial sur un terrain épileptique; comme le disent Claus et Van der Stricht, on peut la comparer à l'étincelle qui, enflammant la poudre, rend extérieure l'énergie latente de cette dernière.

Cependant, chez certains malades au contraire, le facteur vasculaire paraît être le seul facteur à invoquer, ou du moins l'emporter à tel point sur les autres, que l'épilepsie mérite alors vraiment l'épithète d'épilepsie par trouble circulatoire.

1° Dans certains cas, la lésion vasculaire consiste en une *hémorragie* par rupture des vaisseaux. L'hémorragie se produit-elle dans la masse même du cerveau, elle peut par son volume comprimer l'écorce cérébrale refoulée contre la paroi cranienne, l'irriter et produire ainsi des accès épileptiformes qui viennent s'ajouter à l'état de coma provoqué par l'hémorragie cérébrale. Les crises sont plus fréquentes si cette dernière a déterminé une *inondation hémorragique du ventricule latéral du cerveau.*

Chez d'autres malades, l'hémorragie est méningée, se fait au niveau des méninges molles qui entourent l'écorce du cerveau avec ou sans pachy-méningite. Par suite, siège-t-elle au voisinage des circonvolutions motrices fronto-pariétales, par cette irritation méningo-corticale, elle provoquera parfois des crises épileptiformes, venant se surajouter au tableau des hémorragies méningées: céphalée, paralysie, vomissements, liquide céphalo-rachidien sanglant retiré par ponction lombaire, etc...

Enfin, dans des cas plus exceptionnels, l'hémorragie est la conséquence d'une fracture du crâne, d'une blessure qui a intéressé l'artère méningée moyenne et déterminé la formation d'un épanchement sanguin entre la dure-mère et la paroi cranienne (hémorragie extra-durale), épanchement qui vient comprimer et peut exciter le cerveau.

On peut ranger également dans ce groupe les attaques convulsives épileptiformes pouvant survenir à la phase ultime des asphyxies, qu'il s'agisse, *a*) soit d'asphyxie simple par pendaison, par submersion, par strangulation, les lésions du cerveau constatées sur le cadavre allant en effet depuis la simple congestion cérébro-méningée, jusqu'à la rupture des vaisseaux, jusqu'à l'hémorragie méningée, *b*) soit d'asphyxie survenant comme période ultime d'empoisonnement mortel. Dans ce dernier cas les convulsions épileptiformes relèvent parfois de l'association d'un facteur toxique épileptogène au facteur vasculaire asphyxique.

2° Un autre mécanisme est réalisé par *l'ischémie* passagère des centres nerveux, le *défaut d'irrigation sanguine transitoire* de l'écorce cérébrale. Kussmaul, Duret ont montré en effet que l'interruption de la circulation cérébrale par compression de la carotide prolongée pendant un certain temps, est suivie de phénomènes syncopaux vertigineux et convulsifs.

Ainsi donc toute suspension un peu prolongée de l'activité ventriculaire du cœur peut déterminer cette ischémie du cerveau, et partant, des crises convulsives. Ces dernières se voient surtout dans les bradycardies, c'est-à-dire dans les cas de ralentissement des battements du ventricule du cœur et en particulier dans une forme de bradycardie ou *maladie de Stokes-Adam*. Il s'agit là d'un pouls lent permanent acquis, c'est-à-dire survenant à l'âge adulte par suite d'une lésion interrompant les liaisons neuro-musculaires qui unissent et coordonnent le ventricule et l'oreillette du cœur, de telle sorte que se crée ainsi une indépendance du ventricule, une dissociation auriculo-ventriculaire, chaque cavité, oreillette et ventricule ne battant que sur un rythme distinct plus ou moins complet.

Chez ces malades le pouls bat à 40 par exemple à la minute. Mais cette bradycardie permanente peut s'exagérer par crises, le pouls tombant à 30, à 25. A ce moment-là le malade pâlit; il est pris d'une sorte d'obnubilation, de vertige avec perte de connaissance, voire même de crise convulsive. Ces accès de ralentissement extrême du pouls peuvent se reproduire, soit de loin en loin, soit en séries. Ils sont parfois graves au point de déterminer la mort subite.

A côté de cette bradycardie si spéciale, de ce type dit *maladie de Stokes-Adam*, il faut signaler des bradycardies plus exceptionnelles, transitoires et atypiques, par exemple après la diphtérie, le rhumatisme, certaines intoxications. C'est ainsi que Lichtfield, Chopin ont noté chez des convalescents de diphtérie une bradycardie avec 30 et même 23 pulsations accompagnée d'attaques convulsives.

Evidemment, il ne faut pas confondre ces bradycardies amenant, par ischémie cérébrale, des crises convulsives avec une bradycardie qui serait, au même titre que la crise convulsive une manifestation d'une lésion cérébrale, tumeur, méningite, hémorragie cérébrale.

Je ne puis insister sur ces bradycardies avec ischémie cérébrale qui me paraissent comprendre la majorité des faits publiés sous le nom d'*épilepsie cardiaque.* Le professeur Lemoine a étudié ces faits dans sa thèse de doctorat : « Epilepsies par troubles de la circulation ». Les affections cardiaques peuvent consister en maladie mitrale (insuffisance et rétrécissement mitraux) en anévrisme de l'aorte, en insuffisance aortique, en tachycardie. Mais il semble bien que, dans toutes ces affections, la crise d'épilepsie est occasionnée, peut-être à la faveur d'une prédisposition épileptique, par des variations brusques de pression survenant dans les vaisseaux cérébraux, et déterminant soit l'anémie, soit une congestion asphyxique de l'écorce cérébrale. Dans tous les cas, on ne doit pas considérer l'épilepsie dite cardiaque comme un type d'épilepsie viscérale réflexe.

Au point de vue pratique, cette épilepsie cardiaque est, en somme, rare ; au surplus, l'accès convulsif ne vient, en somme, que compliquer un état cardio-vasculaire, qui domine le tableau morbide. Mais je devais les signaler, car ces faits peuvent nous servir pour expliquer la pathogénie de l'accès comitial.

A côté de cette ischémie due au défaut d'apport de la quantité indispensable du sang au niveau du cerveau par déficience des pulsations, il faut signaler l'ischémie due à un *spasme artériel* transitoire au cours des *hypertensions artérielles*.

Ces crises hypertensives cérébrales se manifestent par un certain nombre de signes, céphalée, vomissements, paralysie transitoire, amaurose ou perte de la vue transitoire, perte transitoire de la parole, délire et enfin parfois crises épileptiformes. Certaines de ces crises sont dues probablement à des hémorragies cérébrales ou méningées provoquées par l'hypertension artérielle, mais du moins d'autres relèvent exclusivement du spasme artériel provoquant l'anémie transitoire de l'écorce cérébrale.

Ces faits sont très intéressants, car pour certains auteurs, le professeur Vaquez en particulier, les crises convulsives de l'éclampsie puerpérale, de l'épilepsie saturnine, seraient déterminées, non par des lésions toxiques ou néphrétiques, mais par des crises d'hypertension artérielle. On voit ainsi combien tous les facteurs vasculaires, organiques cérébraux, toxiques, s'associent pour donner naissance à la crise convulsive; on voit également qu'après avoir exposé les épilepsies d'ordre vasculaire, nous sommes directement conduits à étudier les épilepsies dites toxiques.

CHAPITRE VI

Infections et épilepsie.

L'ÉPILEPSIE INFECTIEUSE, TYPHIQUE, SYPHILITIQUE, ETC.

« Parmi les causes qui peuvent produire l'épilepsie, écrivait déjà le professeur Marie en 1892, les infections tiennent de beaucoup le premier rôle, bien qu'à la rigueur on ne puisse éliminer entièrement celui des intoxications » et depuis lors nombreux ont été les travaux qui ont essayé de préciser les relations qui unissent les infections et l'épilepsie.

Le problème à étudier comporte deux parties : 1° Influence des maladies infectieuses sur l'évolution de l'épilepsie antérieure; 2° provocation ultérieure de l'épilepsie par les maladies infectieuses chez un malade indemne jusque-là de manifestations comitiales.

1° Influence des maladies infectieuses sur l'évolution de l'épilepsie. — Un vieil adage dit : « Febris accedens spasmos solvit ». Il est fréquent en effet de voir par exemple les quintes de la coqueluche diminuer de violence si la fièvre survient de par le fait d'une complication broncho-pulmonaire. Il pourrait en être de même pour les crises comitiales. C'est ainsi que Voisin, Toulouse et Marchand ont vu que pendant la période fébrile des infections atteignant des épileptiques à attaques fréquentes, ces crises comitiales diminuent de fréquence et d'intensité. Pendant la dernière épidémie de grippe de 1918, le docteur Maillard a pu constater à l'hospice de Bicêtre que la grippe avait une action frénatrice sur les crises comitiales, mais par contre que la grippe était particulièrement sévère chez les épileptiques. Mais il ne s'agit là que d'une période temporaire, de faible durée correspondant à la durée de la maladie infectieuse et il est plus important de connaître l'action lointaine, à distance, de l'infection sur l'évolution ultérieure du mal comitial. Or, à ce point de vue, les opinions médicales sont assez contradictoires.

- Pour les anciens auteurs, le *paludisme* aurait une action favorable à tel point que Lazare Rivière n'hésitait pas à conseiller l'hospitalisation des épileptiques à proximité des endroits marécageux à malaria. Par contre, Marandon de Montyel a publié 14 cas d'aggravation de l'épilepsie sous l'influence du paludisme.

Séglas, Féré, signalent le résultat heureux sur l'épilepsie de certaines infections, telles que la *pneumonie*, le *rhumatisme articulaire aigu*, l'*érysipèle*, la *scarlatine*. En 1893, Launois revient sur ces faits et divise les maladies infectieuses en deux groupes : d'une part, celles à action favorable peut-être due au rôle suspensif, inhibiteur des toxines microbiennes, par exemple l'érysipèle de la face, la pneumonie, etc. d'autre part, celles à action défavorable et tout particulièrement la *fièvre typhoïde*. Certes, parfois à la phase hyperthermique de cette affection, les crises comitiales peuvent diminuer, mais bien souvent la dothiénenterie, dès la période de convalescence, peut exacerber les manifestations comitiales. D'ailleurs nous allons voir plus loin qu'elle peut même créer d'emblée l'épilepsie.

2° **Provocation de l'épilepsie par les maladies infectieuses.** — Dans le chapitre précédent, on a lu

que bien souvent l'épilepsie est la conséquence d'une
ancienne lésion inflammatoire des méninges et du
cerveau. Parfois, il s'agit là d'une grosse lésion indiscutable, mais dans d'autres cas l'inflammation n'a
laissé que des traces fort légères, une petite séquelle
à peine visible au microscope, mais suffisante cependant pour constituer une épine épileptogène.

On a pu prouver, à l'heure actuelle, qu'un certain
nombre de maladies infectieuses ne sont pas exclusivement limitées à un organe, par exemple la pneumonie aux poumons, la fièvre typhoïde à l'intestin. A
la phase aiguë de la maladie infectieuse, l'agent
causal envahit la circulation sanguine, se trouve ainsi
transporté dans tous les organes, méninges, cerveau ;
il peut s'y fixer et créer un foyer inflammatoire.

Parfois la localisation cérébrale s'affirme nettement
comme méningite, artérite, abcès du cerveau. Mais
parfois aussi on ne découvre chez le malade que
quelques signes assez légers, tels que douleur de
tête, raideur de la nuque, délire. On parlera alors,
non de méningite proprement dite, mais de réaction
méningée, de *méningisme.* On fera une ponction
lombaire et l'étude du liquide céphalo-rachidien y
montrera l'existence d'une leucocytose et d'une hyper-
albuminose d'intensité variable. Cet ensemble indique
bien que la méninge molle du cerveau a subi une
atteinte infectieuse.

Certes, tout peut disparaître complètement ; mais
par contre on comprend fort bien que cette petite
inflammation puisse devenir, dans la suite, une cicatrice épileptogène au niveau de l'écorce cérébrale.
Cette cicatrice peut rester longtemps latente et plus
tard, à l'occasion d'un trouble circulatoire, d'une
auto-intoxication, déclancher une crise comitiale.

La *pathologie infantile* nous en fournit de nombreux
exemples. Bien souvent, à l'interrogatoire d'épileptiques adultes, on nous dit que dans les premiers mois,

pendant l'allaitement, le malade aurait eu des convulsions à l'occasion d'une infection aiguë intestinale;
c'était là souvent une manifestation d'une localisation
cérébrale de l'infection et une ponction lombaire
aurait pu le démontrer. Plusieurs années après, cette
cicatrice longtemps latente, créée par la méningo-
encéphalite de l'enfance, se révèlera par de l'épilepsie.
Tous les degrés d'intensité peuvent exister, comme je
l'ai dit dans un chapitre précédent, entre la méningo-
encéphalite grave avec idiotie, jusqu'à cette forme
légère caractérisée uniquement par des crises épileptiques tardives.

Chez l'adulte, des faits semblables peuvent s'observer. On a vu quelques cas d'épilepsie survenir
après des *méningites aiguës cérébro-spinales*; on a
pu également incriminer le *paludisme*, la *grippe*, la
scarlatine, la *coqueluche*. Dans ce dernier cas, il y a
eu parfois hémorragie cérébrale mécanique sous la
violence des quintes. Mais l'origine infectieuse de
l'épilepsie est surtout possible en ce qui concerne la
fièvre typhoïde et la syphilis.

L'épilepsie peut en effet apparaître, pour la première fois, après une *fièvre typhoïde*. Quelques cas
en ont été publiés par Bourneville, Mouisset, Petge,
Chalier. Dans un travail paru en 1899, Dide, étudiant
120 épileptiques de l'asile de Ville-Evrard trouve dans
les antécédents 7 fois la fièvre typhoïde et chez 4 de
ces 7 malades on ne pouvait invoquer d'autre facteur
épileptogène qu'une fièvre typhoïde grave. Il faut
toutefois reconnaître que ce sont là des faits exceptionnels. Nombreux sont les cas de fièvre typhoïde
ou paratyphoïde et cependant si une relation fréquente
existait entre ces infections et l'épilepsie, nombreux
par suite devraient être les cas d'épilepsie.

Mieux démontré, plus fréquent et par suite plus
important en pratique est le rôle de la *syphilis*. Bien
entendu, il ne s'agit pas ici de ces faits d'épilepsie

bien connus depuis longtemps et résultant d'une lésion cérébrale syphilitique telle que : gomme cérébrale, artérite sylvienne, paralysie générale, pachyméningite. Mais je fais allusion au rôle de la syphilis dans cette épilepsie qui évolue sous la forme dite épilepsie essentielle. Déjà le professeur Fournier avait insisté sur le rôle épileptogène possible de la syphilis. De nouveaux faits ont été rapportés à la Société Médicale des Hôpitaux par Ballet, Sainton, Milian, Siredey, Babonneix, Leredde et dernièrement par mon élève Lestrade dans sa thèse. Il s'agit tantôt de syphilis héréditaire, tantôt de syphilis acquise de l'adulte. Certes, étant donné la fréquence de la syphilis, il est évident que tout épileptique peut devenir syphilitique ; mais la relation causale unissant la syphilis et l'épilepsie me paraît mise en évidence par plusieurs preuves :

a) l'étude du liquide céphalo-rachidien des syphilitiques montre la fréquence des réactions méningées pendant la période secondaire. Cette méningite syphilitique précoce peut aboutir à la paralysie générale et au tabès. Je ne vois pas de raison pour ne pas admettre qu'elle puisse provoquer une plaque de méningite corticale épileptogène ;

b) le rôle important de l'hérédo-syphilis dans l'apparition des méningo-encéphalites de l'enfance est maintenant bien démontré grâce à la réaction de Bordet-Wassermann. Or, j'ai dit plus haut que souvent les épilepsies de l'adulte sont des séquelles de ces affections cérébrales infantiles ;

c) certes le traitement antisyphilitique intensif ne pourra rien contre des épilepsies qui surviennent tardivement après la syphilis, car la cause en sera une séquelle cicatricielle non modifiable par la thérapeutique antisyphilitique. Mais par contre on a pu voir et j'ai pu examiner des épilepsies nettement améliorées, et même guéries, par un traitement intensif, mercure, salvarsan, etc... « Naturam morborum curationes ostendunt », dit un vieil adage ; il nous démontre à lui seul l'origine possible syphilitique de certaines épilepsies dites essentielles.

Ainsi donc, en dehors des cas d'épilepsie généralisée ou partielle, déterminée par des lésions infectieuses de l'encéphale telles qu'ostéite, abcès, méningites, gommes, les infections peuvent encore, soit par de minimes lésions cérébrales, soit par l'altération d'autres organes créant des auto-intoxications, donner naissance à des crises d'épilepsie évoluant sous la forme de l'épilepsie dite essentielle, ce qui restreint au surplus de plus en plus le domaine de cette dernière.

CHAPITRE VII

Les épilepsies toxiques.

A) ÉPILEPSIES EXOTOXIQUES

L'expérimentation et la clinique démontrent amplement que dans certains empoisonnements aigus de l'animal ou de l'homme on observe des crises convulsives épileptiformes. Il existe donc des *épilepsies toxiques*, c'est-à-dire des épilepsies déterminées par des poisons épileptogènes pour le cerveau. Or, ces substances toxiques ou bien seront venues du dehors, auront été absorbées par le malade, seront d'origine *exogène*, ou bien auront été élaborées par le malade lui-même à l'occasion de l'altération de ses organes ou de ses humeurs, seront d'origine *endogène*.

Le mécanisme des épilepsies toxiques *exogènes* aiguës, est en somme assez simple ; l'expérimentation les reproduit et permet de les analyser. On choisit un animal jeune et sans tare d'organe ; on lui injecte, sous la peau ou dans les veines, le toxique qu'on veut étudier ; le cerveau réagit parfois par des secousses épileptiques et il semble bien qu'on puisse attribuer à ce toxique une action épileptogène. Les phénomènes sont probablement en réalité plus complexes ; l'asphyxie peut jouer un rôle ; le toxique peut adultérer, non seulement le cerveau, mais également le foie et les reins. Toutefois, l'élément essentiel épileptogène dépend bien des caractères spéciaux du poison. *A fortiori* le problème se complique-t-il dans les épilepsies toxiques exogènes chroniques, alcoolisme ou saturnisme, car ces intoxications chroniques déterminent sûrement des lésions, et des vaisseaux et des organes, en particulier du rein, lésions qui peuvent être également elles aussi épileptogènes. Dans ce cas, à l'intoxication exogène s'associe donc l'intoxication endogène. Quant à cette dernière, le mécanisme qui la produit est toujours complexe comme je l'indiquerai plus loin.

Je vais donc passer en revue successivement : A) les épilepsies exotoxiques ; B) les épilepsies endotoxiques.

A) ÉPILEPSIES EXOTOXIQUES. — 1° Empoisonnements aigus. — Assez nombreux sont les empoisonnements aigus qui peuvent s'accompagner de crises convulsives épileptiques, que ces crises relèvent de l'état asphyxique terminal ou de l'action convulsivante spécifique du poison. En somme il s'agit là de faits rares ; au surplus la crise convulsive n'est qu'un élément secondaire du tableau clinique et il me suffira par conséquent de signaler comme rentrant dans ce groupe les empoisonnements aigus par la *strychnine,* la *cocaïne,* la *belladone,* l'*opium,* la *thébaïne,* l'*oxyde de carbone,* la *muscarine,* les *sels ammoniacaux,* etc... Il est par contre plus utile d'insister sur certaines intoxications chroniques alimentaires ou professionnelles qui pourront donner naissance à l'épilepsie.

2° Ergotisme convulsif. — Les anciens auteurs ont décrit les épidémies d'*ergotisme convulsif,* ou *raphanie* des XVI°, XVII° et XVIII° siècles, épidémies dues à l'usage du pain de farine de *seigle* altérée par un champignon, le *claviceps purpurea,* qui, par son développement sur l'épi, donne naissance à l'*ergot de seigle.* Il s'agissait là plutôt de phénomènes de contracture et de tétanie des extrémités accompagnés de délire.

D'ailleurs cette affection a disparu de nos jours, le pain de blé ayant remplacé à peu près complètement le pain de seigle.

3° **Epilepsie tabagique.** — Le tabagisme a-t-il un rôle épileptogène? la réponse est affirmative pour l'intoxication aiguë par la nicotine ; ce poison injecté à des lapins détermine de la contraction de la pupille, des paralysies et des convulsions. On a vu également que chez l'homme, l'empoisonnement aigu par la nicotine s'accompagne de convulsions (Orfila, Fonssagrives).

Mais en est-il de même de l'intoxication chronique si fréquente, du tabagisme chronique?... Affirmative également serait la réponse pour certains auteurs qui, logiques avec eux-mêmes, défendent par suite absolument l'usage du tabac aux épileptiques. Mais vraiment le sens commun indique bien, par l'expérience de tous les jours nous montrant le nombre considérable des fumeurs invétérés, qu'en réalité le tabagisme chronique n'est pas par lui-même un poison épileptogène.

Cependant, on sait maintenant que la nicotine est un poison des artères, un facteur possible d'athérome artériel. Or, j'ai indiqué plus haut qu'il existait une épilepsie d'origine vasculaire. D'autre part, quelques auteurs ont montré que chez des épileptiques l'usage du tabac pouvait provoquer l'apparition de crises convulsives (Herpin, Ehrardt, de la Plaigne, Gelineau), et il convient par suite, non de proscrire absolument le tabac aux comitiaux, du moins de leur montrer les résultats nocifs possibles que pourrait déterminer un usage excessif.

4° **Epilepsie saturnine.** — *L'épilepsie saturnine,* c'est-à-dire due à une intoxication par le plomb, a été signalée dès l'antiquité, par Dioscoride. Aux xviie et xviiie siècles, on n'ignorait pas également que certaines coliques sèches, que la colique du « Poitou » pouvaient s'accompagner de crises convulsives (Tronchin) ; Tanquerel des Planches décrit l'épilepsie comme une forme de l'encéphalopathie saturnine. Certes, il s'agit parfois, comme l'a indiqué Charcot, non d'épilepsie convulsive, mais de crises hystériformes saturnines ; cependant les recherches récentes de Mosny et Malloisel, le travail si important au point de vue toxicologique de Meillière, montrent bien l'existence d'une épilepsie toxique saturnine.

Tantôt cette épilepsie complique une intoxication saturnine chronique s'accompagnant de néphrite albumineuse, d'artério-sclérose, et on a pu, dans ces cas, la rattacher plutôt à ces dernières affections qu'au rôle toxique du plomb. Tantôt au contraire le mal comitial survient en dehors de toute albuminurie, qu'il s'agisse d'épilepsie larvée, d'épilepsie partielle ou d'épilepsie généralisée avec ou sans phénomènes délirants.

Il faut noter tout spécialement que certaines crises d'épilepsie s'accompagnent de perte de la vue transitoire, d'amaurose et que dans ces cas la pression artérielle est très élevée, qu'il y a donc *hypertension*.

Chez certains malades, il peut s'agir d'épilepsie alcoolique, syphilitique chez un saturnin, mais on ne doit pas refuser au plomb une action toxique épileptogène. Par quel mécanisme peut-il donc agir ? La ponction lombaire a permis d'étudier le liquide céphalo-rachidien de ces malades atteints d'encéphalopathie saturnine et de mettre ainsi en évidence une méningite saturnine cérébrale (Mosny et Malloisel), d'autant plus que le cerveau de ces intoxiqués se présente parfois sous un aspect spécial de mastic couleur blanc jaunâtre et renferme à l'examen chimique une quantité notable de plomb. Mais, chez d'autres malades, l'encéphale paraît normal, et, comme on a pu noter du vivant de ces malades une hypertension artérielle très marquée avec spasme des petits vaisseaux, on a pu considérer cette hypertension artérielle comme la cause de certains troubles cérébraux saturnins, délire, cécité brusque, aphasie transitoire, crise épileptique (Vaquez). Le professeur Ménétrier, par exemple, rapporte le cas d'un malade de 21 ans atteint pour la première fois de colique de plomb, avec état d'obtusion intellectuelle, sans albumine dans les urines, avec une pression sanguine de 300 millimètres et qui meurt dans le coma après avoir présenté des crises convulsives. Le rôle de l'hypertension me paraît évident dans ce cas.

Il faut enfin signaler que l'intoxication saturnine chronique des parents peut avoir une répercussion fâcheuse sur leurs descendants qui sont parfois atteints d'encéphalopathie infantile, cette dernière se manifestant justement sous la forme d'épilepsie infantile post-méningo-encéphalitique.

5° **Epilepsie alcoolique.** — *L'épilepsie alcoolique* est de beaucoup l'épilepsie toxique la plus fréquente et la plus importante.

Sous ce nom d'*alcoolisme* il faut comprendre en pratique l'intoxication alcoolique due aux boissons alcooliques; boissons fermentées (bière, vin, cidre, etc.), boissons distillées (alcool, eau-de-vie, etc.), liqueurs, apéritifs, ces derniers tout particulièrement renfermant des essences ou des infusions de plantes telles qu'absinthe, gentiane, badiane, hysope, etc...

Je ne puis ici, faute de place, exposer tout ce qui concerne la toxicologie et la physiologie pathologique de l'alcoolisme; la question en est trop complexe. Un cognac, par exemple, n'est pas seulement composé d'alcool éthylique; il renferme en outre des alcools dits supérieurs, des aldéhydes, du furfurol, des impuretés. Une liqueur, un apéritif renferme en outre des essences de plantes diverses. On comprend par suite que, par d'expérimentation chez l'animal, on ait essayé d'analyser ces facteurs toxiques, de les comparer entre eux, d'essayer de préciser l'action nocive de chacun d'eux. D'une manière générale, il semble que la toxicité d'un alcool augmente avec son point d'ébullition et le nombre d'atomes du carbone qui entre dans sa constitution, que les convulsions épileptiformes sont une des manifestations de la toxicité de tout alcool éthylique, méthylique, etc... que certaines essences : hysope, anis, absinthe en particulier, sont particulièrement convulsivantes, surtout par leur dissolution dans l'alcool. Par exemple, le coefficient de toxicité de l'essence d'absinthe est de 0, 25 en dissolution dans l'alcool éthylique, or, il atteint 0,90 par dissolution dans l'alcool méthylique.

Mais Joffroy et Serveaux ont fait remarquer, à juste titre, que si ces substances différentes de l'alcool éthylique (alcools supérieurs, furfurol, essences, etc.) ont une toxicité et un pouvoir épileptogène très supérieurs à ceux de ce dernier, du moins elles se trouvent dans les boissons en quantité bien inférieure à celle de l'alcool éthylique, de telle sorte qu'en pratique la toxicité alcoolique d'une boisson dépend presque en totalité de sa teneur en alcool éthylique. Je renvoie le lecteur, pour de plus amples détails, au remarquable traité de l'Alcoolisme de Triboulet, Mathieu et Mignot.

Mais peut-on conclure absolument de l'expérimentation sur l'animal à l'homme ; car en fait ce dernier n'absorbe que très exceptionnellement des doses d'alcool comparables aux doses mortelles chez l'animal. D'autre part, l'intoxication alcoolique ne se manifeste pas chez tous les individus exclusivement par des crises convulsives. Le professeur Joffroy admettait donc, pour expliquer l'apparition de crises épileptiques, l'union de deux facteurs : le facteur toxique alcool d'une part, l'aptitude convulsive du sujet d'autre part. Il est possible en effet qu'une petite lésion cérébrale, méningite, encéphalite, soit indispensable ; cette lésion reste muette chez un homme sobre ; mais elle est un point d'appel, en cas d'intoxication alcoolique, et devient alors épileptogène. Le professeur Pierret avait insisté sur ces faits ; les expériences de Claude et Lejonne sur le cobaye ont démontré leur réalité, et, à ce point de vue, j'ai déjà à propos de l'épilepsie traumatique de guerre, signalé que l'alcool provoquait des apparitions plus fréquentes de crises sur les blessés craniens. Au surplus, l'alcoolisme chronique, comme je l'indiquerai plus loin, suffit à lui seul pour créer cette épine cérébrale inflammatoire localisant sur le cerveau son action toxique convulsivante.

Au point de vue clinique, Mignot écrit, très justement : « Des rapports multiples unissent entre eux l'alcoolisme et le mal comitial. Les épileptiques font très souvent des excès de boissons, car, comme tous les dégénérés, ils éprouvent une grande appétence pour les poisons du système nerveux... Le sujet atteint de névrose comitiale voit augmenter le nombre et l'intensité de ses crises. L'intoxication se manifeste très vite par des troubles psychiques, accompagnés parfois de réactions dangereuses. Le pronostic est mauvais : si l'habitude de boire est ancienne, il faut considérer le malade comme incurable et voué à une démence prochaine. »

A côté de ces faits, il faut signaler l'action de l'alcoolisme des parents sur la production des convulsions infantiles et des encéphalopathies infantiles à forme comititiale. Il est en effet prouvé que l'alcool du père peut influencer, d'une façon nocive, le testicule et partant le spermatozoïde, d'autre part, que dans l'alcoolisme de la mère, l'alcool traverse rapidement le placenta et intoxique ainsi le fœtus. On le voit, combien, tant par l'alcoolisme du père que par celui de la mère, l'enfant sera exposé à l'action nocive de l'alcool et l'hérédo-alcoolisme se manifestera parfois par l'épilepsie de l'enfant.

La fréquence de l'épilepsie acquise par usage immodéré de l'alcool est variable avec les pays. « Sur 100 buveurs délirants, Magnan compte 5 à 8 cas d'épilepsie alcoolique, Drouet 10, Kraft Ebing 10, Furstner 31, Westphall 33, Moeli 36 et 40... »

L'épilepsie alcoolique peut survenir du fait de l'action toxique convulsivante ou des essences avec lesquelles il est associé, cela grâce à une aptitude convulsive du malade (Joffroy). Cette crise épileptique survient parfois à la suite d'un seul excès alcoolique constituant ainsi l'*ivresse convulsive*, soit pure, soit le plus souvent associée à des phénomènes délirants.

Si l'usage immodéré de l'alcool continue, les crises reviennent plus souvent sous la forme, soit de vertiges, d'absences épileptiques, soit de crises complètes. Mais ce qui caractérise l'épilepsie alcoolique, c'est l'apparition rapide de troubles mentaux, équivalents épileptiques, délire, fugues, actes antisociaux, enfin état démentiel fréquent.

Dans le chapitre où j'ai exposé les équivalents psychiques, j'ai déjà indiqué combien complexe se présentait cette question, et cela d'autant plus que, sous l'influence de l'alcoolisme chronique, se développent des lésions de méningite chronique, d'encéphalite, des altérations vasculaires, sans oublier, ni les lésions du foie et des reins, ni la fréquence de la tuberculose pulmonaire chez les alcooliques invétérés. Tous ces facteurs s'associent se prêtent un mutuel et nocif appui pour créer, accentuer, défigurer les troubles encéphaliques.

L'alcoolisme, aussi bien que le saturnisme, nous montre donc comment à un facteur toxique épileptogène exogène, l'alcool, s'associent bientôt, non seulement un facteur toxique endogène, mais également des lésions organiques épileptogènes du cerveau.

Le pronostic est donc variable. Au début, l'abstinence des boissons alcooliques aura des résultats heureux en présence d'une épilepsie simplement toxique, mais n'aura qu'une action palliative quand l'intempérance habituelle aura permis l'éclosion et le développement de lésions organiques cérébrales incurables. En pratique du moins, tous ces faits nous montrent qu'il faut absolument défendre aux épileptiques l'usage de toute boisson alcoolique; l'épileptique doit rester toute sa vie un buveur d'eau.

CHAPITRE VIII

Les épilepsies toxiques (*suite*).

B) L'ÉPILEPSIE ENDOTOXIQUE

L'état de bonne santé d'un organisme consiste en un équilibre harmonieux de toutes ses fonctions. Les divers tissus qui le constituent consomment, pour assurer leur vie et leur fonction, des substances nutritives de réserve propres à chacun d'eux, désintégration de substances qui aboutit en fin de compte à des substances nocives pour l'organisme que celui-ci doit, ou transformer ou rejeter. Des glandes à sécrétion interne, c'est-à-dire qui jettent dans le courant sanguin circulatoire la totalité ou une partie de leurs sécrétions (glandes thyroïde, parathyroïde, pituitaire, capsules surrénales, ovaire, testicule, foie, pancréas, reins, etc.), sont ainsi destinées à maintenir le rythme régulier de la vie, à exciter telle ou telle fonction, à protéger l'individu contre l'action toxique des produits de désassimilation ou des substances toxiques absorbées au niveau de l'intestin, que ces dernières substances aient été introduites par l'alimentation ou soient produites par la putréfaction intestinale ; enfin, l'organisme, grâce à la glande rénale, véritable filtre électif, élimine tous ces poisons rejetés par les divers tissus dans ce grand égout collecteur qu'est la circulation sanguine.

On saisit ainsi facilement combien complexe est le mécanisme régulateur de l'état de bonne santé. Ce fonctionnement harmonieux des organes est-il modifié, soit par hypofonction ou hyperfonction ou dysfonction des glandes à sécrétion interne, soit par insuffisance des organes à fonctions antitoxiques ou à rôle éliminateur (foie, reins), soit par un apport de substances toxiques venues de l'intestin, apport trop important pour un foie ou un rein insuffisants à leur tâche, alors pourra survenir un état de maladie dû à une intoxication dite intoxication endogène, auto-intoxication. Selon les prédispositions individuelles du sujet, les manifestations cliniques de ces intoxications sont fort nombreuses et d'aspects cliniques variés (goutte, diabète, arthritisme, insuffisances hépatique, rénale, thyroïdienne, surrénale, ovarienne, etc.) et justement elles peuvent parfois consister en crises convulsives. Je vais indiquer rapidement les principales, car elles peuvent nous servir à mieux limiter le domaine de l'épilepsie essentielle.

1. ÉPILEPSIE ET GROSSESSE. — ÉCLAMPSIE PUERPÉRALE. — De tout temps, on a voulu établir chez la femme une relation de causalité entre ses états convulsifs et les fonctions utérines. Certes une grande partie de ces convulsions appartiennent à la grande névrose, à l'hystérie, ce mot au surplus (ustéra, utérus) a été conservé, bien à tort, par les auteurs, pour justement indiquer que l'hystérie est une affection à point de départ génital. Le reste de ces états convulsifs féminins sont des manifestations épileptiques.

Il est de notion courante que l'épilepsie dite essentielle paraît influencée par les règles, soit que le premier accès ait apparu chez la jeune fille au moment de sa formation, soit que les accès, dans la suite, deviennent plus intenses et plus fréquents à l'époque des règles. Les anciens auteurs parlaient donc d'une *épilepsie utérine*, et la considéraient comme résultant d'une action nerveuse sympathique à point de départ utérin, véritable épilepsie réflexe. A l'heure actuelle, nous savons que l'époque des règles correspond à des modifications humorales parfois sérieuses, dues à la sécrétion interne de l'ovaire. En outre, cette dernière peut réagir sur le fonctionnement d'autres glandes à sécrétion interne, thyroïde, hypophyse, capsules surrénales, sur celui du foie, etc. Aussi donc estime-t-on que c'est plutôt le facteur intoxication endogène qui intervient dans le cas présent et que l'épilepsie dite utérine doit être considérée, non comme une épilepsie réflexe, mais comme une variété d'épilepsie autotoxique.

Puisque la fonction utéro-ovarienne menstruelle à une action sur l'apparition des accès comitiaux, il est logique de se demander si l'état de *grossesse* qui modifie si profondément cette fonction utéro-ovarienne ne sera pas un élément provocateur d'épilepsie. Cette question a depuis fort longtemps particulièrement intéressé les accoucheurs. Mais il semble qu'on ait d'abord confondu éclampsie et épilepsie essentielle. De nos jours, grâce au progrès de l'obstétrique, une distinction plus précise à été faite entre les accès éclamptiques et les accès épileptiques proprement dits et en somme le problème a étudier comprend deux questions : A. L'influence de la grossesse sur l'épilepsie proprement dite ; B. La parenté de l'éclampsie avec l'épilepsie.

A. GROSSESSE ET ÉPILEPSIE. — Voici une malade atteinte d'épilepsie dite essentielle, elle devient enceinte, quelle influence immédiate ou lointaine cette grossesse va-t-elle avoir sur son épilepsie ? Y aura-t-il lieu de craindre chez elle plus que pour une femme non épileptique l'apparition de crises éclamptiques ? Telles sont les questions souvent posées au médecin.

Beraud avait relevé 31 observations. Il a vu que dans 25 °/₀ des cas, la grossesse a une influence défavorable sur l'épilepsie, dans 50 °/₀ l'influence est au contraire heureuse, les crises étant suspendues ou diminuées de fréquence pendant toute la gestation, dans 25 °/₀ le rôle de la grossesse fut nul. En sens inverse, l'épilepsie n'eut pas d'action fâcheuse sur la grossesse, car il n'y eut ni avortement, ni accouchement prématuré, pas une seule fois l'accouchement ne détermina des crises éclamptiques, une seule fois l'accouchement survint pendant une crise épileptique et les contractions utérines ne cessèrent pas d'être régulières. Mais ce bénéfice acquis est temporaire, la grossesse suspend l'épilepsie et ne la guérit pas, cet effet suspensif pourra d'ailleurs se reproduire à l'occasion d'une nouvelle grossesse.

Dans un travail paru en 1897, le professeur Tarnier adopte des conclusions identiques : « Dans un quart des cas, dit-il, l'influence de la grossesse sur l'épilepsie est nulle, la maladie alors présente chez la femme enceinte la même allure et offre le même caractère qu'avant la grossesse. Dans un autre quart des cas, l'épilepsie, au contraire, est aggravée, les attaques sont plus rapprochées et plus graves qu'avant la conception. Mais dans l'autre moitié des cas, l'épilepsie s'améliore pendant que le fœtus se développe, les accès cessent ou s'espacent et deviennent moins violents. L'épilepsie parfois peut apparaître pour la première fois pendant la grossesse, cesser après l'accouchement pour reparaître seulement lors d'une nouvelle grossesse. D'ailleurs l'épilepsie n'exerce aucune influence sur l'évolution de la grossesse, elle ne provoque d'ordinaire ni l'avortement ni l'accouchement prématuré. On a cité cependant des cas de mort du fœtus sous l'influence des attaques violentes ».

B. ÉCLAMPSIE PUERPÉRALE. — L'éclampsie est une attaque convulsive épileptiforme survenant à l'occasion de la grossesse. Sa fréquence est assez rare, 1 cas sur 500 accouchements dans la clientèle de ville, 1 cas sur 160 accouchements dans les maternités, cette différence tenant peut-être à ce fait que les femmes enceintes albuminuriques se font plus facilement hospitaliser. Le professeur Pinard relève à la Maternité de Lariboisière 33 éclampsies sur 19.315 accouchements et 57 sur 78.105 à la Maternité de Baudelocque. L'éclampsie atteint surtout les primipares ; elle survient 3 fois sur 4 dans les derniers mois de la grossesse, tout à fait exceptionnellement avant le 6ᵉ mois et dans 1/4 des cas au moment du travail. On signale bien l'apparition des attaques éclamptiques 2, 3, 4, 12 jours même après l'accouchement, mais ce sont là des faits rares et même très discutables quand l'éclampsie survient plusieurs semaines après la naissance de l'enfant.

Les auteurs insistent sur l'action favorisante de certaines causes, l'hérédité, l'hérédité névropathique, le froid, les intoxications alimentaires, la fatigue, la constipation ; mais avant tout, la cause la plus fréquente paraît être l'*albuminurie*, non constante certes, mais du moins extrêmement fréquente à tel point que si l'albuminurie est dépistée à temps et traitée, la femme échappera heureusement à l'éclampsie, tandis que le sixième des cas d'albuminuries méconnues sont atteintes d'éclampsie.

Au point de vue symptomatique, l'éclampsie est un accès convulsif épileptiforme ; le cri initial est assez rare ; mais du moins on observera la pâleur initiale du visage, la morsure de la langue, la perte de conscience, la période de raideur tonique, la période de secousses cloniques, la période stertoreuse, l'émission involontaire des urines et des matières fécales, l'amnésie et la fatigue au réveil. Au surplus les accès éclamptiques peuvent se reproduire dans la même journée d'une manière assez rapprochée pour constituer un véritable *état de mal* épileptiforme avec hyperthermie, confusion mentale ; et état de mal peut avoir une issue fatale.

Les accoucheurs ont essayé de différencier le tableau clinique de l'éclampsie de celui de l'épilepsie. En réalité l'éclampsie n'est qu'un syndrome épileptiforme ; au moment de la crise, c'est de l'épilepsie. En pratique, la question a été ici encore mal posée, car en parlant d'épilepsie, les auteurs font allusion à une forme clinique spéciale, l'épilepsie dite essentielle. Or, il est évident que, posé ainsi, le problème du diagnostic différentiel peut recevoir une solution. L'épilepsie dite *essentielle* existait avant la grossesse ; larvée ou complète, elle ne détermine pas l'apparition d'une grosse albuminurie, enfin le cri initial dans l'attaque est fréquent.

Au contraire, l'éclampsie puerpérale survient chez une femme indemne de tout passé convulsif épileptiforme ; elle est précédée de signes importants : albumine urinaire, céphalée, vomissements, diminution de l'acuité visuelle, bourdonnements d'oreilles, vertiges et surtout hypertension artérielle.

Mais si l'éclampsie n'est pas de l'épilepsie dite essentielle, elle n'en reste pas moins une variété d'épilepsie, une manifestation épileptiforme, un syndrome épileptique. Quelle en est donc la cause, la pathogénie ? Mauriceau, Sydenham voyaient en elle une épilepsie nerveuse, puerpérale, une névrose utérine. En réalité, il semble que l'éclampsie est le résultat d'une intoxication d'origine maternelle, entéro-toxémie, hépato-toxémie, néphro-toxémie, c'est-à-dire intoxication d'origine intestinale avec insuffisance du foie et des reins de la mère. En outre, le fœtus élaborerait des toxines qui ne seraient pas détruites par le filtre placentaire et cette action toxique fœtale ajouterait ses effets à ceux de la toxémie d'origine maternelle.

Le professeur Vaquez trouve une certaine analogie entre l'éclampsie saturnine due à l'intoxication par le plomb et l'éclampsie puerpérale. L'hypertension artérielle est en effet à la base de ces deux éclampsies; elle serait la cause, non seulement des troubles cérébraux, céphalées, troubles de la vue, accès épileptiformes, mais également des lésions hépatiques et rénales et par suite de l'albuminurie, de telle sorte que la meilleure façon de prévenir ou de guérir l'éclampsie serait empêcher la tension artérielle de s'élever ou de la ramener à la normale quand elle en est écartée ».

Quoi qu'il en soit du mécanisme intime, on voit cependant que si l'accès d'éclampsie puerpérale n'est pas un accès d'épilepsie commune, d'épilepsie essentielle, du moins c'est un accès d'épilepsie symptomatique résultant d'une toxémie gravidique. Peut-on espérer que, cette toxémie disparue, les accès épileptiformes ne reparaîtront pas? C'est là règle générale; nous avons dit que l'épilepsie dite essentielle suspendue par la grossesse revenait ultérieurement, au contraire l'éclampsie créée par la grossesse disparaît dans la suite. Mais toute règle souffre des exceptions et une éclampsie, c'est-à-dire une épilepsie toxique symptomatique due à la grossesse pourra parfois persister, l'aptitude convulsive a été déterminée par l'état puerpéral et, dans la suite, même en dehors d'un état de gestation et cela sous des influences diverses il se manifestera sous la forme d'attaques d'épilepsie ressemblant tout à fait à l'épilepsie dite essentielle; j'en observe en ce moment-ci un cas très démonstratif.

2. **URÉMIE CONVULSIVE**. — L'*urémie* est cette intoxication due à la suppression ou à la modification des fonctions de dépuration des reins, syndrome qui

domine la pathologie rénale, qui est aux reins ce que l'asystolie est au cœur, l'ictère grave au foie.

Les formes cliniques de l'urémie sont très variables, formes aiguës ou formes chroniques, localisations sur l'appareil respiratoire, l'appareil digestif, les organes des sens, le système nerveux enfin. L'urémie dite cérébrale est la plus fréquente, certainement la plus grave de par la soudaineté et la gravité de certaines de ses manifestations.

Ces dernières sont nombreuses : maux de tête, dépression nerveuse neurasthénique, délires divers, vertiges, éblouissements, vomissements, paralysies transitoires des membres, aphasie, coma, *convulsions*, enfin. Il existe donc une *urémie nerveuse convulsive* et, comme précédemment à propos de l'éclampsie puerpérale, nous devons nous demander quelles sont les relations qui peuvent exister entre l'épilepsie et l'urémie convulsive.

Au point de vue clinique, l'urémie convulsive est une manifestation épileptiforme : cri initial, perte de conscience, morsure de la langue, phase tonique, puis clonique, phase stertoreuse, émission involontaire des urines, fatigue et amnésie au réveil, s'observent dans l'urémie convulsive comme dans l'attaque d'épilepsie la plus franche ; de même, dans les deux cas, on peut observer des phénomènes parétiques moteurs transitoires dûs à l'épuisement transitoire de l'écorce cérébrale. Au surplus même, on a décrit des formes d'*épilepsie partielle* urémique localisées, soit à la face, soit à un membre et même un *état de mal* épileptique urémique. La ressemblance clinique est donc complète et on peut affirmer que l'urémie convulsive n'est qu'une épilepsie *symptomatique* de lésions rénales. Ici, comme pour l'éclampsie puerpérale, l'erreur vient de ce qu'en parlant d'épilepsie, les auteurs n'ont présent à l'esprit que l'épilepsie dite essentielle. Or, il est évident que cette forme d'épilepsie est fort différente de l'épilepsie urémique en ce sens que cette dernière vient compliquer un état morbide antérieur rénal bien précis et est accompagnée par suite de signes toujours absents dans la forme d'épilepsie dite essentielle.

Le diagnostic différentiel ne s'appuira donc pas, comme l'ont écrit certains auteurs, sur certaines nuances cliniques de la crise, comme par exemple aura plus souvent absente, cri initial plus rare, morsure de la langue plus exceptionnelle, dans l'épilepsie commune essentielle que dans l'épilepsie urémique, car ces nuances cliniques peuvent se voir dans les deux variétés d'épilepsie. Mais pour reconnaître l'épilepsie urémique on prendra en considération l'existence de signes associés de grosse portée clinique : albumine urinaire, œdème des jambes, céphalées prémonitoires, troubles de la vue, signes d'imperméabilité rénale, rétention azotée sanguine, hypertension artérielle, etc. Le diagnostic sera confirmé par l'examen du liquide céphalo-rachidien qui mettra en évidence une rétention uréique parfois élevée.

Je ne puis, étant donné le cadre restreint de cet ouvrage, exposer tout au long l'urémie et, plus particulièrement, l'urémie convulsive. La pathogénie est en effet fort complexe. Parfois interviennent des lésions organiques de méningite chronique, de cérébro-sclérose relevant des mêmes causes (plomb, alcool, artério-sclérose, syphilis) qui ont provoqué la néphrite. On a également invoqué l'apparition d'un œdème cérébral de l'écorce analogue à cet œdème des jambes des albuminuriques que les remarquables travaux du professeur Widal ont montré comme dépendant de la rétention du chlorure de sodium dans les tissus (urémie chlorurémique). Mais on fait également jouer un rôle à des poisons épileptogènes que le filtre rénal ne peut plus excréter ;

sans compter qu'à cette insuffisance rénale doit s'associer des insuffisances d'autres glandes, foie, corps thyroïde, etc...

Mais si l'on ignore la variété et la quantité des substances toxiques qui produisent l'urémie cérébrale convulsive, il n'en reste pas moins vrai que l'urémie est le type des intoxications endogènes et que, par suite, l'épilepsie urémique ou urémie convulsive doit être rangée parmi les épilepsies symptomatiques endotoxiques.

3. **AFFECTIONS INTESTINALES**. — On a signalé l'apparition de crises convulsives épileptoïdes dans les auto-intoxications d'origine intestinale ou d'origine hépatique. J'aurai à revenir sur ces faits en traitant la pathogénie de l'épilepsie essentielle et je ne veux à cette place que les signaler.

4. **AFFECTIONS HUMORALES**. — **ÉPILEPSIES DITES HUMORALES**. — Les épilepsies toxiques que je viens d'exposer constituent un groupe d'épilepsies dues à des intoxications endogènes d'aspect clinique précis, de pathogénie assez bien fixée dans les lignes générales. Par transition, nous arrivons à des variétés que les anciens auteurs rapportaient à certains états morbides humoraux, dénommés *états diathésiques*. C'est ainsi que ces auteurs croyaient à l'existence d'épilepsie diathésique, syphilitique, tuberculeuse, ou scrofuleuse. Mais il s'agit là, en réalité, d'épilepsies infectieuses dont j'ai exposé plus haut les lésions et le mécanisme pathogénique.

De ce démembrement des épilepsies diathésiques surnage peut-être encore, mais combien réduite, l'épilepsie de la diathèse neuro-arthritique. C'est l'épilepsie tardive survenant chez un goutteux, chez un rhumatisant chronique, chez un migraineux, chez un eczémateux, chez un malade atteint de lithiase biliaire ou de lithiase rénale, etc., toutes formes cliniques de la diathèse arthritique. Les anciens ont toujours soutenu au nom de la clinique que le même terrain humoral transmis par l'hérédité prédisposait aussi bien aux manifestations précitées dites arthritiques, qu'aux manifestations nerveuses. La famille arthritique serait la sœur jumelle de la famille névropathique et cet ensemble constituerait ainsi la grande *famille neuro-arthritique*. Voici un père et une mère atteints de manifestations variées arthritiques. Parmi leurs descendants, les uns seront des goutteux, des rhumatisants, les autres des migraineux, des névrosés, et peut-être même des convulsifs ou tout au moins des prédisposés à des convulsions.

Comment donc ce goutteux, ce diabétique, ce migraineux, ce neuro-arthritique auront-ils des crises comitiales? Souvent certes ces dernières seront secondaires à des altérations viscérales, foie, reins, vaisseaux, à des lésions de méningite chronique, à des intoxications exogènes. Mais faut-il admettre en outre, un processus humoral spécial, un trouble de la nutrition pouvant aboutir à une manifestation toxique épileptogène sur une écorce cérébrale présentant une épine épileptogène? C'est possible et en effet j'exposerai plus loin certaines théories contemporaines qui voient dans l'accès d'épilepsie, dite essentielle, la manifestation d'une modification spéciale brusque du milieu humoral sous la forme d'un choc protéïque.

CHAPITRE IX

Épilepsie réflexe.

EPILEPSIE NASALE, AURICULAIRE, VERMINEUSE, PLEURALE, etc.

Dans les variétés d'épilepsies que je viens de passer en revue, on a pu voir que l'excitabilité anormale de l'écorce du cerveau aboutissant au paroxysme convulsif épileptiforme était due à son irritation directe par un corps étranger, un élément inflammatoire, un poison exogène ou endogène, etc... La crise convulsive motrice se présente donc comme une décharge brusque épileptogène des centres moteurs corticaux dont le tonus nerveux a été ainsi exalté directement au maximum. A l'état normal, ces centres moteurs sont en relation étroite avec les centres récepteurs des impressions sensitives venues tant de la peau que des viscères et des organes des sens. C'est au surplus, grâce à ces excitations sensitives à point de départ périphérique que se maintient, se vivifie le tonus des centres moteurs corticaux.

Or, que ces derniers présentent une tendance à la convulsion et que dès lors arrive de la périphérie une impression sensitive trop intense, trop prolongée, dans ces conditions le tonus du centre moteur sera exalté au point de s'écouler soudainement sous la forme d'une convulsion motrice épileptiforme : on aura sous les yeux une épilepsie *dite réflexe*. On peut user d'une comparaison, sinon juste, du moins très imaginative : l'excitation répétée augmente le potentiel de la cellule nerveuse comme la friction répétée augmente le potentiel électrique du plateau de la machine électrique jusqu'à ce que survienne l'étincelle de décharge représentée, dans le cas actuel, par la crise épileptique.

L'expérimentation au surplus peut le réaliser. Amantea rend l'écorce du cerveau de l'animal en expérience épileptogène par action locale de la strychnine, or, il constate qu'à chaque centre cortical strychnisé correspond une zone spéciale cutanée hyperesthésique « zone réflectogène » dont l'excitation provoque l'apparition de secousses d'abord localisées, puis se diffusant rapidement pour reproduire tout le tableau de l'épilepsie partielle.

D'autre part, on peut, chez des malades atteints d'épilepsie motrice partielle, provoquer des crises par l'excitation suffisante de la réflectivité tendino-osseuse au niveau du membre atteint d'épilepsie partielle. C'est ainsi que, chez une malade atteinte d'épilepsie partielle motrice du bras, crises, il est vrai très fréquentes, il m'était possible de provoquer des crises en excitant avec le marteau percuteur sa réflectivité réflexe osseuse par la percussion énergique et très fréquente de l'extrémité inférieure du radius.

En sens inverse on voit des malades qui, prévenus par une aura sensitive de la main de l'imminence d'une crise comitiale, peuvent parfois arrêter la crise en serrant très énergiquement le poignet avec un lien constricteur. S'agit-il là d'une action inhibitrice d'arrêt de nature sensitive qui suivrait les voies habituelles de la sensibilité, voie sensitive bien connue qui aboutit en fin de compte à l'écorce cérébrale? Faut-il admettre au contraire que cette épilepsie réflexe est due à des excitations sensitives, suivant la voie si spéciale et encore peu connue des nerfs sympathiques et aboutissant ainsi à modifier la circulation vaso-motrice de l'écorce cérébrale? La question reste encore posée sans solution précise. Mais quelle que soit la voie suivie, sensitive, commune ou sympathique, quel que soit le mécanisme provocateur, action directe sur l'écorce cérébrale ou action sur l'élément vasculaire, il n'en reste pas moins démontré qu'une excitation sensitive anormale, consciente ou non, peut, chez des sujets prédisposés, ayant une tendance congénitale ou acquise épileptogène, provoquer un accès épileptique. Cet accès pourra se produire tant que persistera la cause pathologique donnant naissance à cette excitation sensitive et également, par suite, il sera radicalement supprimé par la suppression de cette dernière.

Voilà une première variété parfaitement acceptable, dont le mécanisme pathologique est vérifié par l'expérimentation sur les animaux et dont la médecine vétérinaire nous offre au surplus de nombreux exemples.

On signale, en effet, que chez des animaux épileptiques, le cheval par exemple, un bruit anormalement intense, une lueur intense peut suffire à provoquer une crise épileptique. Le même fait pourrait se passer chez l'homme. Mais s'agit-il bien là d'une épilepsie réflexe proprement dite? Le cas est discutable. Une sensation aussi vive, aussi inattendue, provoque en effet un état émotionnel violent et le problème se ramène alors peut-être à celui de l'action de l'émotion sur l'apparition des crises.

On sait que l'émotion ne va pas sans déterminer des troubles circulatoires vaso-moteurs, le cœur bat plus fort, la face rougit ou pâlit et il est fort possible que cette modification vaso-motrice puisse se produire au niveau du cerveau et déclancher ainsi une crise

épileptiforme. Le problème est d'autant plus intéressant que le facteur émotionnel paraît être souvent
un facteur déclenché hystérique. En réalité, il est bien
rare que l'émotion soit susceptible de créer, par elle
seule, une crise comitiale; chez un épileptique
d'habitude, peut-être son rôle est-il plus efficace si
son action se superpose à celle d'une excitation sensorielle violente comme la médecine vétérinaire nous
en offre des exemples.

Admettons qu'une excitation sensitive ou sensorielle soit assez intense pour créer un accès d'épilepsie réflexe, chez un individu qui n'aurait au
préalable jamais présenté de manifestations comitiales, il faut se demander aussitôt si cet accès transitoire d'origine réflexe peut donner naissance à
une épilepsie définitive, se transformer en épilepsie
essentielle.

Quelques observations paraissent le prouver. Cette
opinion a été soutenue par des auteurs. Toutefois,
lorsqu'on relit ces observations, on voit qu'il s'agit là
d'épilepsies dues à des localisations infectieuses au
niveau des oreilles, des sinus frontaux, d'organes
abdominaux, etc... Dès lors, on est en droit de se
demander s'il s'agit bien là exclusivement d'épilepsie
réflexe et si, en réalité, les faits invoqués ne doivent
plutôt rentrer dans le groupe déjà étudié plus
haut des épilepsies infectieuses, ou des épilepsies
toxiques. En présence du doute concernant ces derniers faits, il ne convient donc, pour l'instant, de ne
comprendre dans le groupe des épilepsies réflexes,
que les cas de crise épileptiforme en relation étroite
de causalité avec une excitation sensitive périphérique, c'est-à-dire radicalement supprimée par la
suppression de cette dernière.

Il s'agit là de faits exceptionnels et je me contente
de les exposer brièvement.

1. ÉPILEPSIES À POINT DE DÉPART SENSORIEL

— a) Épilepsie auriculaire. — MM. Mégnin et Norard admettent que chez le chien un bouchon de cérumen peut créer l'épilepsie puisque celle-ci cesse avec l'enlèvement de ce bouchon. Fabrice de Hilden signale un cas d'épilepsie auriculaire produite par une perle de verre introduite dans le conduit auditif, et, Rabe cite un cas d'épilepsie, produit par un myriapode. Kupper également par un corps étranger. Boucheron en 1885 a insisté sur cette épilepsie auriculaire qui, d'après lui, serait souvent due à un catarrhe tubo-tympanique, à un catarrhe purulent de la caisse avec otorrhée. Il admet que l'oreille devient ainsi une zone épileptogène par hyperesthésie des nerfs de cet organe. Mais il s'agit là bien souvent de complications infectieuses et on se demande si ces épilepsies rentrent bien dans le cadre fort précis de l'épilepsie réflexe.

b) Épilepsie ophtalmique. — Galézowski a vu survenir l'épilepsie chez un homme qui avait perdu son œil dans un accident de chasse; on se décide à faire l'énucléation et le malade n'eut plus d'attaque. Martin en 1892 a montré que l'astygmatisme et l'hypermétropie ne pouvaient pas être considérés comme des facteurs d'épilepsie.

c) Épilepsie nasale. — On a pu incriminer comme facteur d'épilepsie des lésions du nez tels que sinusite, végétations adénoïdes, polypes. On sait, en effet, que la muqueuse nasale est très sensible et les travaux de Bonnier sont à ce point de vue très suggestifs. Je n'ai pu constater personnellement aucun cas d'épilepsie nasale et ayant sur le désir des parents fait procéder à l'ablation de polypes ou de végétations adénoïdes chez quelques jeunes épileptiques, j'ai vu que cette intervention n'avait modifié ni l'intensité ni la fréquence des crises.

2. ÉPILEPSIE A POINT DE DÉPART VISCÉRAL. —

On a décrit une épilepsie *cardiaque* due à des lésions du cœur, tels qu'insuffisance mitrale, rétrécissement mitral, insuffisance aortique, tachycardie. Mais en réalité, il ne s'agit pas là d'épilepsie réflexe, mais bien d'épilepsie d'origine vasculaire et j'ai signalé ces faits dans un chapitre précédent.

On a également parlé d'*épilepsie utérine*. En premier lieu, il ne faut pas confondre ces crises convulsives avec des crises hystériformes. Mais admettant que dans le cas présent les troubles soient bien d'origine comitiale, on ne saurait voir dans ces faits des exemples d'épilepsie réflexe. Il s'agit là plutôt d'épilepsie toxique et j'ai exposé plus haut les relations entre l'épilepsie et la grossesse.

On a décrit une épilepsie *testiculaire* résultant de l'engagement douloureux du testicule dans le canal inguinal, une épilepsie *néphrétique* résultat d'arrêt de calculs rénaux dans l'uretère ou dans la vessie. Mais ces derniers faits rentrent peut-être dans le cadre de l'épilepsie urémique. Rieutard dit par exemple qu'à l'autopsie d'un de ses malades mort d'épilepsie, on trouva un calcul dans le rein ; Sedgwick signale que des accès furent provoqués par l'ingestion d'une mouche cantharide, or nous savons que ce sont là des causes de néphrite chronique ou aiguë, néphrite pouvant par suite s'accompagner d'urémie convulsive.

L'*épilepsie vermineuse* est souvent admise dans les familles. « L'enfant a eu des convulsions parce qu'il avait des vers ». Des faits ont pu être observés chez l'adulte et on a pu incriminer, soit les lombrics (Tissot, Delasiauve, Gélineau), soit les oxyures (Bartholin, Stohl), soit les trichocéphales (Bertet), soit les tœnias (Tissot, Bremser).

Ce sont là, de l'avis de tous les auteurs, des faits exceptionnels car nombreux sont les porteurs de vers intestinaux, lombrics, oxyures, tœnias même et bien rares sont ceux d'entre eux qui sont atteints de crises convulsives à cause de cela même. Évidemment, il ne saurait être question de malades à la fois épileptiques et atteints d'helminthiase; il s'agit exclusivement de ces faits où l'évacuation de vers intestinaux a supprimé immédiatement et à jamais des crises convulsives épileptiformes.

Parfois ces crises constituent à elles seules le tableau morbide, mais le plus souvent elles font partie d'un syndrome clinique, d'une *pseudo-méningite vermineuse*, caractérisée par de la céphalée, des troubles pupillaires, une légère raideur de la nuque, une ébauche de signe de Kernig, des vomissements même, au point que l'on craint un début de méningite tuberculeuse; la ponction lombaire rectifie vite le diagnostic.

Cette pseudo-méningite vermineuse, décrite par Lebon, Bouchet, etc., a été fort discutée par les pédiatres. Les faits cliniques existent mais comment peut-on les expliquer? Chez certains petits malades, ces troubles nerveux sont sous la dépendance non de l'épilepsie mais de l'hystérie. « Il faut être très prudent dans l'appréciation des symptômes nerveux tels que convulsions... On a souvent affaire à des enfants hystériques et chez les sujets atteints de ce mal, les symptômes les plus divers se produisent et disparaissent avec une rapidité égale sous des influences multiples et variées. » (Filatow.) Les anciens admettaient que ces accidents étaient de nature réflexe, que les ascarides agissaient mécaniquement en irritant la muqueuse de l'intestin. On peut au contraire assimiler la lombricose à une véritable infection; sous son influence, le chimisme intestinal peut être troublé, les germes pathogènes du tube intestinal ont leur virulence exaltée d'où possibilité d'intoxication qui, chez les sujets prédisposés, se manifestera par des réactions nerveuses. Au surplus,

Chanson et Fauchon croient que les ascarides peuvent secréter des substances toxiques, théorie soutenue également par Taillens et Fleury et cette intoxication pourrait produire des réactions méningées avec crise épileptiforme. La pathogénie de l'épilepsie vermineuse serait donc complexe, action réflexe possible, action toxique plus probable et cela sur des sujets ayant un cerveau à prédispositions spasmophile, convulsive.

Au contraire, une autre épilepsie réflexe moins discutable dans sa pathogénie est *l'épilepsie pleurale* c'est-à-dire consécutive à une lésion de la plèvre. Elle a été particulièrement étudiée par le professeur Jeanselme et par le professeur E. Cestan dans son Traité des Empyèmes. Après avoir éliminé les cas ressortissant de l'hystérie, on reste cependant en présence de quelques observations de crises sûrement épileptiformes. Tantôt il s'agit d'accès convulsifs purs et Cestan, en 1898 avait pu en relever 29 cas avec 13 décès, soit 44,8 % ce que dit la gravité habituelle du pronostic. Tantôt l'accès convulsif s'associe à d'autres troubles nerveux, un état syncopal ou une hémiplégie; Cestan en a relevé 17 cas avec 6 décès. Cette complication survient dans les pleurésies, tant séro-fibrineuses que purulentes, soit dès que l'on ponctionne la plèvre avec un trocart ou un bistouri, soit quelques jours après, à l'occasion d'un lavage de la plèvre.

« Dans 7 cas, il y a eu des attaques presque subintrantes, constituant une sorte d'état de mal, avec 5 morts et 2 guérisons. Dans 7 cas également, il y eut plusieurs attaques, mais espacées au nombre de 2 ou 4, qui donnèrent 2 morts et 3 guérisons. Dans 15 cas enfin, on n'observe qu'une seule crise, et l'on nota 6 morts et 9 guérisons. »

Le pronostic de l'épilepsie pleurale est donc sérieux. On a voulu rattacher l'apparition de ces troubles nerveux, hémiplégie ou épilepsie, à des causes variables; pour certains auteurs, les cas d'hystérie mis à part, les convulsions auraient une origine infectieuse puisqu'il s'agit le plus souvent de pleurésie purulente, pour d'autres elles seraient la conséquence d'une embolie au niveau du cerveau partie de la plèvre.

Ces théories partent en effet d'observations probantes, mais elles ne sauraient expliquer tous les faits et comme l'expérimentation a montré que chez l'animal l'irritation de la plèvre pouvait donner lieu à des crises convulsives (Laborde, Camus, Lamandé), on peut fort bien admettre l'existence d'une *épilepsie réflexe pleurale*, rendue peut-être possible grâce à l'inflammation pleurale ou à la toxi-infection des centres nerveux ayant acquis ainsi une « aptitude convulsive ».

CHAPITRE X

L'épilepsie essentielle ou épilepsie commune.

———

1. CONSIDÉRATIONS GÉNÉRALES. — Pendant fort longtemps, on a vu dans l'épilepsie une affection nerveuse sans lésion apparente du système nerveux, une névrose *sine materia*. Mais la médecine expérimentale d'une part, la chirurgie cranienne et l'anatomie pathologique du cerveau humain d'autre part, ont peu à peu montré qu'un nombre considérable d'épilepsies étaient des épilepsies symptomatiques, c'est-à-dire produites par des lésions évidentes de l'encéphale, lésions d'ailleurs variables en qualité, en siège, en intensité comme on vient de le lire. Or, le nombre de ces épilepsies dites symptomatiques va s'augmentant tous les jours, à mesure que se complètent nos connaissances sur la structure et la physiologie de l'encéphale. Ces épilepsies symptomatiques organiques, toxiques, réflexes, etc., ont-elles donc, dès maintenant, absorbé tout le domaine de l'ancien mal comitial ? Problème captivant que je vais étudier. J'exposerai d'abord l'histoire clinique de cette variété d'épilepsie, cette épilepsie essentielle, en m'appuyant sur les arguments des auteurs partisans encore de son existence, comme par exemple les professeurs Grasset et Rauzier, qui maintiennent la division du mal comitial en épilepsies symptomatiques et en épilepsie idiopathique ou essentielle ; j'exposerai ensuite les théories pathogéniques contemporaines de cette épilepsie, dite *commune*, parce qu'elle est, en pratique, la forme le plus habituellement observée.

Ce qui crée avant tout l'épilepsie symptomatique, disent MM. Grasset et Rauzier, c'est la découverte, à l'autopsie des malades, de lésions cérébrales ou viscérales : tumeur, méningite, artérite, néphrite, intoxication, etc., nous expliquant l'apparition des crises épileptiformes. Or, il n'est pas douteux que dans certains cas d'épilepsie cette recherche est négative. Chez ces épileptiques, morts en état de mal, on peut bien trouver des lésions congestives, un aspect hémorragique du cerveau, des altérations des reins ; mais il s'agit là de lésions, non pas causales de l'état épileptique, mais bien au contraire d'altérations causées par cet état de mal épileptique. Chez d'autres malades, on signale bien des anomalies des circonvolutions cérébrales, parfois, une sclérose légère de la substance grise du cerveau, des malformations de l'os occipital, dans les sutures du crâne. Mais bien souvent ce sont là des lésions qui ne sont pas spéciales à l'épilepsie car on les trouve chez des individus non atteints de névrose comitiale. D'autre part, la sclérose névroglique de l'écorce cérébrale ne se trouve pas chez tous les épileptiques ; ne peut-on d'ailleurs admettre qu'elle est la conséquence des crises comitiales ? « Il paraît donc difficile d'admettre à l'heure actuelle une lésion constante et spécifique de l'épilepsie. » (Grasset et Rauzier.) Et comme conclusion, il faut continuer à décrire pour l'instant une épilepsie névrose, une épilepsie essentielle.

Quels en sont donc les caractères étiologiques et cliniques ?

2. DÉFINITION. — « L'épilepsie essentielle est une

névrose dominée, dans son étiologie, par l'hérédité et se manifestant par des crises ou accès dont la caractéristique la plus essentielle consiste dans une perte absolue, pendant la crise, du libre arbitre et généralement aussi de la conscience, avec amnésie consécutive. » (Grasset et Rauzier.)

Ces auteurs reconnaissent au surplus, et avec raison, que chacun des termes de cette définition est passible de restriction; je ne veux retenir que le premier caractère : l'épilepsie essentielle est une névrose dominée dans son étiologie par l'hérédité.

3. ÉTIOLOGIE. — A. Hérédité. — « L'hérédité est certainement le facteur étiologique dominant de l'épilepsie essentielle. Nombre d'autres causes peuvent intervenir dans sa détermination, mais tandis que ces causes sont multiples, dissemblables, sans relation apparente les unes avec les autres, seule l'hérédité pathologique se dresse immuable et fatale, au-dessus de ces facteurs variés, capable de créer, elle seule, la névrose ou tout au moins susceptible d'apporter à son développement une prédisposition puissante. » (Grasset et Rauzier.)

Parfois, cette hérédité est *similaire*, l'épilepsie se transmettant aux descendants sous la forme identique de mal comitial. Elle sera *directe*, si le mal provient d'un ascendant direct, père ou mère, *convergente* même et *accumulée*, si les deux ascendants sont tous les deux épileptiques. L'hérédité est dite *atavique* ou en *retour*, si elle saute plusieurs générations. Elle est *homochrone* lorsqu'elle apparaît à peu près au même âge chez les malades de la même famille.

Des statistiques et des faits vraiment impressionnants ont été fournis par quelques auteurs. Jacutus Lusitanus rapporte l'histoire d'un malade épileptique dont huit fils et trois petits-fils furent frappés du même mal; ce doit être probablement ce même cas qui est cité par Georget. Moreau de Tours a observé chez les ascendants de 126 malades épileptiques, 30 cas d'épilepsie. Foville soutient que le quart des survivants des épileptiques sont comitiaux eux-mêmes. En 1880, Etcheverria publie qu'il a pu relever la descendance de 136 épileptiques mariés; ils ont eu 533 enfants dont 19 moururent de convulsions et 22 devinrent comitiaux; l'épilepsie existait dans trois générations chez 19 hommes et 27 femmes. Popoff rapporte le cas d'un comitial dont 3 frères, le grand-père et une tante maternelle étaient également comitiaux.

A défaut d'hérédité similaire, on trouve du moins une *hérédité névropathique*, ou *hérédité de transformation*. Herpin de Genève, Voisin, Féré, Dejerine, Musset, on publié des statistiques très importantes. On relève, dans les antécédents directs ou familiaux des épileptiques, soit des psychoses : mélancolie, tendance au suicide, folie morale, dégénérescence mentale ; soit des névroses : hystérie, chorée. Musset, dans les antécédents nerveux de 170 épileptiques, note 3 fois l'aliénation mentale, 17 fois une psychose maternelle, 27 fois des psychoses bilatérales, 23 fois l'hystérie chez la mère, 3 fois la chorée.

Enfin, il s'agit parfois simplement d'hérédité *arthritique*, représentée par la migraine, la goutte, le rhumatisme chronique, etc. On sait en effet les relations étroites qui existent entre l'hérédité nerveuse et l'hérédité arthritique, qui par leur union constituent la grande famille neuro-arthritique. Voilà donc une hérédité très spéciale, l'*hérédité du terrain*.

Chez d'autres malades, l'hérédité prend une autre forme, l'épilepsie des enfants paraît être le résultat des maladies des parents. Les *intoxications* jouent un rôle important, qu'il s'agisse de la morphine, de l'éther, de la cocaïne, du mercure, du plomb. Mais, sans nul doute, l'alcoolisme des parents est le générateur habituel de la déchéance héréditaire qui aboutit à l'épilepsie. Je renvoie d'ailleurs à ce que j'en ai déjà dit à l'occasion de l'épilepsie alcoolique. Legrain, Morel, Lancereaux ont particulièrement insisté sur l'importance de cette hérédo-alcoolisme. « Père buveur, fils convulsivant », a dit Legrain. H. Martin, chez 83 épileptiques trouve 60 fois un alcoolisme héréditaire certain.

Parmi les *infections*, il faut signaler la *tuberculose* et surtout la *syphilis* des parents. J'expose, bien entendu sans commentaire, les arguments des auteurs qui croient à l'existence d'une épilepsie essentielle, ce n'est que plus loin que je ferai une critique de leurs arguments.

L'*action nocive* des parents peut résulter également d'*émotions*, *de maladie fébrile*, de *traumatisme* subis par la mère pendant la gestation. On a beaucoup insisté autrefois sur la *consanguinité*. En réalité, comme le dit Féré : « la consanguinité n'agit que par l'accumulation de l'hérédité ; des états névrosiques, peu accentués chez les deux producteurs, se trouvent multipliés et caractérisés chez le produit ; la nervosité est alors portée au carré. La consanguinité saine ne peut être mise en cause ». Mais les lois de l'hérédité mendélienne nous montrent qu'il existe des caractères morbides cachés transmis par l'hérédité ; ainsi s'explique parfois le rôle de la consanguinité si discutée ; je veux dire que deux consanguins peuvent avoir, non évident, mais caché, dominé, un caractère morbide familial héréditaire ; par l'union consanguine, ce caractère, dominé, caché, peut dès lors venir au jour. Dans une statistique récente Gillet a montré que la proportion des idiots, épileptiques, hystériques, provenant de mariages consanguins, est de 2,48 %, chiffre légèrement supérieur à celui des mêmes maladies issues de mariages ordinaires.

B. **Causes individuelles.** — L'enfant naît donc tout particulièrement prédisposé par une hérédité similaire ou nerveuse ; il porte en lui une tendance spasmophile, épileptique. Tout jeune enfant, il fera des *convulsions* infantiles à l'occasion d'une infection, d'une hyperthermie, d'une crise douloureuse dentaire, d'une intoxication vermineuse, d'un trouble intestinal, d'une émotion, etc... Plus tard, enfin, il sera atteint d'épilepsie essentielle. J'examinerai, dans un chapitre ultérieur, les rapports qui existent entre les convulsions infantiles et l'épilepsie.

Les deux *sexes* paraissent à peu près également prédisposés. L'*âge* joue un rôle important ; l'épilepsie essentielle fait surtout son apparition pendant l'enfance et pendant l'adolescence. Etcheverria dit que la véritable épilepsie ne peut éclater qu'à la vingtième année ; Lasègue fixe entre 13 et 18 ans l'époque approximative des premiers accès.

L'influence de la *puberté*, sur l'apparition des crises comitiales, est assez nette. Comme cette période pubérale est plus précoce chez les filles que chez les garçons, de même chez elles l'épilepsie est d'apparition plus précoce. On sait que la puberté est déterminée par des modifications de glandes à sécrétion interne, ovaire, testicule, hypophyse, etc., il en résulte des troubles humoraux qui peuvent donner lieu à des manifestations nerveuses et parmi celles-ci il faut signaler l'épilepsie.

Dans tous ces faits, il s'agit là, bien entendu, de l'épilepsie névrose, car il existe une épilepsie infantile, par suite très précoce, et une épilepsie tardive, même sénile ; mais dans ces faits précoces et tardifs, l'épilepsie est une épilepsie symptomatique de lésions cérébrales ou d'intoxications.

C. **Causes occasionnelles.** — Les causes déterminantes ou occasionnelles, sont extrêmement nombreuses.

Les *émotions* violentes, en particulier, la frayeur, sont très souvent invoquées par les parents ou les malades. Moreau la signale dans 314 cas sur 1.440 épileptiques et j'ai expliqué plus haut, au chapitre des épilepsies symptomatiques de lésions vasculaires, par quel mécanisme l'état émotionnel pouvait provoquer une crise comitiale.

On a également signalé le refroidissement, les excès sexuels, en particulier *l'onanisme*, les premiers coïts ; on insiste sur le rôle des *troubles menstruels*, l'accès d'épilepsie revenant, chez la femme de préférence, à l'époque des règles. Enfin, on relève toute une série de causes : traumatisme cranien, grossesse, intoxication alcoolique, tabagique, saturnine, etc., troubles digestifs, troubles hépatiques, fièvre infectieuse, affection cardiaque, etc... Je n'insiste pas sur ces facteurs, parce que je les ai exposés tout au long à l'occasion des épilepsies symptomatiques. Les partisans de l'épilepsie essentielle non seulement ne nient pas leur existence, mais invoquent leur action ; toutefois leur rôle n'est qu'un rôle *provocateur* de l'accès dans le cas de l'épilepsie essentielle. Ce ne sont que des causes occasionnelles, tandis que, dans les épilepsies symptomatiques, ils déterminent d'emblée, et par eux-mêmes, les manifestations comitiales. En réalité, l'épilepsie essentielle reste donc une névrose dont l'étiologie est dominée par l'hérédité.

4. SYMPTOMATOLOGIE. — L'étiologie permet donc de séparer des épilepsies symptomatiques une épilepsie essentielle. Il en serait de même de la symptomatologie.

Certes, l'accès convulsif de cette épilepsie névrose ressemble certainement à celui du syndrome épileptique commun à tout épileptique, qu'il soit généralisé ou partiel, qu'il soit moteur ou sensitif, ou viscéral, ou psychique. Mais on peut toutefois relever quelques nuances cliniques particulières à cette forme d'épilepsie.

Atteints d'une hérédité neuropathique parfois lourde, ces épileptiques seront porteurs de *stigmates physiques et mentaux de dégénérescence. Les stigmates physiques* seront représentés par l'asymétrie craniofaciale, le front fuyant, la voûte palatine ogivale, les malformations de l'oreille, l'asymétrie des pupilles, les anomalies dentaires, les nævi cutanés, les malformations digitales (syndactylie, polydactylie...), les anomalies des organes génitaux, etc.... Ainsi se crée un type physique spécial, un faciès, une physionomie particulière qui permettent, dans les asiles, de différencier, dès le premier examen, l'épileptique des autres malades.

Les *stigmates mentaux* de dégénérescence consistent en modifications du caractère, en troubles du jugement, altération du sens moral (tendance au mensonge, au vol, aux excès) en inadaptabilité sociale, cet ensemble psychique pouvant aboutir au type du criminel épileptique de Lombroso. Or, cet état signalétique si spécial, tant physique que moral, ne se retrouve pas dans les vraies épilepsies symptomatiques.

De même fréquentes seront, dans l'épilepsie essentielle, les manifestations psychiques, les équivalents psychiques parfois délictueux tandis que les épilepsies symptomatiques seront presque exclusivement sensitivo-motrices. L'épilepsie psychique appartient donc surtout à l'épilepsie dite essentielle.

Ainsi donc, l'épilepsie *essentielle* forme un ensemble clinique assez spécial, caractérisé d'une part, par l'absence de signes révélant une lésion organique du cerveau ou une intoxication d'origine soit endogène soit exogène, d'autre part, au contraire, par des signes précis de dégénérescence qui démontrent que le grand facteur est en somme l'hérédité. C'est une affection de dégénérescence se manifestant par une tendance spasmophile, une tendance convulsive, qui pourra plus tard, à l'occasion d'une cause légère, trouble pubéral, infection ou intoxication légère, donner naissance à l'épilepsie la mieux caractérisée.

CHAPITRE XI

L'épilepsie essentielle (*suite*).

Je viens d'exposer les arguments avancés par certains auteurs pour démontrer l'existence d'une épilepsie dite *essentielle* distincte des épilepsies *symptomatiques*, arguments étiologiques, cliniques, anatomiques. Mais ces arguments ont-ils une valeur indiscutable, entraînent-ils la conviction, aujourd'hui que nous savons de mieux en mieux, par une technique histologique de plus en plus fine, étudier les lésions de l'écorce cérébrale et surtout maintenant, que nous commençons à apercevoir les lois qui maintiennent ou troublent « notre milieu humoral », c'est ce que je vais maintenant examiner.

1° **Rôle de l'hérédité.** — Le facteur « hérédité » n'est pas d'appréciation facile. Nous voyons en effet que d'excellents médecins aliénistes, Morel, Delasiauve, ne croient guère à l'hérédité directe de l'épilepsie. Les faits anciens d'hérédité directe, tels que celui de Lacutus Lusitanius rapportant qu'un père épileptique donna naissance à 8 enfants comitiaux, n'ont pas la rigueur scientifique voulue, de l'avis même de Déjerine, qui, au surplus, adresse de justes critiques à la statistique d'Etcheverria. En 1906, Pitres, sur 347 cas d'épilepsie ne trouve l'hérédité directe que dans 6 °/₀ des cas et une hérédité dissemblable dans 22 °/₀. Pour ma part, interrogeant toujours avec soin mes malades épileptiques, je n'ai pas encore trouvé des faits démontrant l'existence indiscutable d'une hérédité similaire.

Cette hérédité est cependant possible, en ce sens que la pathologie générale nous montre que tel organe peut porter, dès sa naissance, une prédisposition morbide spéciale. Il existe des maladies héréditaires et familiales dont nous voyons les manifestations cliniques et anatomiques et dont nous ignorons la cause réelle; elles sont cependant organiques et on comprend fort bien la possibilité d'une épilepsie *symptomatique* héréditaire *similaire*.

Quant à l'hérédité dissemblable, l'hérédité neuro-arthritique, elle prédisposera le cerveau, le rendra plus vulnérable à l'action d'une cause épileptique symptomatique; ce sera non une cause réelle, mais une cause adjuvante.

Il est encore plus facile de démontrer qu'on ne peut différencier l'épilepsie essentielle des épilepsies symptomatiques en invoquant l'action de maladies toxiques ou infectieuses des parents. Nous savons en effet que la syphilis des parents peut se transmettre aux enfants, créer des lésions cérébrales qui donneront lieu à une épilepsie parfois même tardive, qui sera donc, non une épilepsie essentielle, mais bien une épilepsie symptomatique. De même l'alcoolisme des parents crée des altérations du cerveau de l'enfant qui pourront aboutir à un mal comitial.

Voici un père devenu épileptique par syphilis acquise; il est atteint, sans nul doute, d'épilepsie symptomatique syphilitique. Or, il pourra procréer un enfant atteint de syphilis héréditaire cérébrale qui provoquera des crises comitiales et syphilitiques; là encore il s'agira d'épilepsie symptomatique.

J'en dirai tout autant de l'alcool. Voici un père ou une mère alcoolique qui présentent des accidents comitiaux. Sans nul doute, c'est une épilepsie symptomatique alcoolique. Mais l'alcoolisme des parents va troubler le développement du fœtus, l'alcoolisme du père agissant sur la valeur vitale du spermatozoïde, l'alcool absorbé par la mère pouvant traverser le placenta et intoxiquer ainsi le fœtus. Dastre, Féré, ont montré expérimentalement que cet alcoolisme fœtal déterminait des malformations du produit. Chez l'enfant, il pourra créer des troubles du développement du cerveau, de la méningite, etc., mais il s'agit bien là, non d'épilepsie essentielle, mais d'épilepsie symptomatique.

Ainsi l'argument « Hérédité » ne me paraît pas suffisant pour distinguer une épilepsie-névrose des épilepsies symptomatiques.

2° **Stigmates de dégénérescence.** — J'en dirai tout autant de l'existence des stigmates de dégénérescence physiques et mentaux. En premier lieu, ces stigmates ne sont pas spéciaux à l'épilepsie ; on les trouve chez d'autres individus non comitiaux, atteints ou indemnes avec surplus de maladie mentale. En deuxième lieu, on les trouve nettement chez des épileptiques symptomatiques. Ils sont en effet fonction d'un trouble du développement survenu au moment du début de ce développement, c'est-à-dire pendant la vie fœtale ou les premiers mois de l'existence. Or il n'est pas douteux qu'il existe des épilepsies symptomatiques provoquées par des lésions ayant frappé le cerveau pendant la vie fœtale ou dans les premiers mois de l'enfance, foyers de méningite, d'encéphalite, artérite, avec tous les degrés d'intensité, depuis l'atteinte à peine visible au microscope, jusqu'à la vraie lésion indiscutable, gros foyer de sclérose cérébrale, porencéphalie, etc... Chez ces épilepsies symptomatiques, nous allons trouver et les stigmates physiques et les stigmates mentaux et les équivalents épileptiques psychiques. On a donc, par suite, tort de faire de ces signes l'apanage d'une variété spéciale d'épilepsie, l'épilepsie-névrose. En réalité, du vivant du malade, si l'on se trouve en présence d'une épilepsie dite essentielle, quel médecin pourra affirmer avec certitude que le cerveau de ce malade est absolument sain, n'est pas atteint d'nu petit foyer de sclérose ou de méningite? La clinique est donc impuissante à différencier des épilepsies symptomatiques, une épilepsie-névrose, une épilepsie essentielle.

3° Arguments histologiques. — Mais, dira-t-on, l'argument le plus impressionnant est l'argument histologique. On est bien obligé, semble-t-il, d'accepter la théorie de l'épilepsie-névrose lorsqu'à l'autopsie du malade, le cerveau paraît intact ; il s'agirait donc bien d'épilepsie *sine materia*.

Nous devons négliger les cas anciens, la technique histologique n'étant pas alors assez perfectionnée pour affirmer que l'écorce cérébrale était sûrement normale. Déjà Chaslin signalait l'existence fréquente de plaques de sclérose dans l'écorce grise du cerveau des épileptiques, hypertrophie des fibres de la névroglie composant la couche la plus superficielle de l'écorce, immédiatement sous la pie-mère. Bleuler, sur 26 cerveaux d'épileptiques n'a jamais manqué de trouver une hypertrophie marquée de ces mêmes fibres névrogliques accompagnée souvent d'altération des cellules nerveuses. Marinesco, Claus trouvent également souvent des lésions de l'écorce cérébrale. Tramer a vu une gliose marginale et des altérations des cellules de Betz de l'écorce cérébrale ; ces cellules ont un aspect fusiforme, présentant des corpuscules « tigroïdes » dans leur cytoplasma.

Voilà donc toute une série de faits. Certes, il ne s'agit pas, dans tous ces cas, de foyers indiscutables d'ancienne méningite ou d'encéphalite de l'enfance et il n'est donc pas possible d'affirmer que toute épilepsie névrose résulte d'une infection du cerveau datant de la vie fœtale ou dela première enfance. Mais ces lésions cérébrales si fines existent ; on peut donc espérer que la technique histologique se perfectionnera sans cesse et nous permettra de préciser les modifications structurales ou biochimiques de la cellule nerveuse qui correspondent à cet état spasmophile, à cette tendance épileptique.

Au surplus, la médecine expérimentale nous a montré que l'épilepsie symptomatique n'était pas toujours provoquée par une lésion cérébrale anatomique, qu'il existait des épilepsies d'origine vasculaire et de nature toxique. Pourquoi n'en serait-il pas de même des épilepsies dites essentielles? Or, nous voyons qu'on signale parfois des anomalies du trou occipital ; certains auteurs ont trouvé des lésions du grand sympathique cervical, en particulier des ganglions sympathiques (Jonnesco, Chipault, Jaboulay). Toutes ces constatations pourraient servir à démontrer que le grand sympathique pourrait intervenir, ainsi que je l'ai expliqué en étudiant les épilepsies dites réflexes et les épilepsies de nature vasculaire.

Enfin, pour certains auteurs, le facteur toxique jouerait également un rôle important. Certes disons immédiatement qu'à leurs yeux ce facteur toxique localise son action sur le cerveau grâce à une prédisposition spasmophile de ce cerveau dépendant de lésions plus ou moins fines de ce dernier. Pierret avait déjà formulé cette théorie du « rappel ». Claude et Lejonne l'ont démontrée expérimentalement. Ces auteurs créent chez l'animal une plaque de méningite corticale du cerveau ; l'animal n'est pas épileptique ; mais vient-on à lui injecter un toxique convulsivant, il présentera des convulsions alors qu'à la même dose l'animal sain témoin restera indemne.

4° **Théories pathogéniques.** — Il semble donc que deux facteurs doivent s'associer pour provoquer l'accès d'épilepsie, d'une part une lésion plus ou moins intense de l'écorce cérébrale, d'autre part un facteur toxique, une intoxication. Quel serait donc ce facteur toxique propre à l'épilepsie essentielle ?

On a d'abord essayé, par une étude minutieuse de *l'élimination urinaire* ou de la *toxicité du sérum sanguin* des épileptiques, de démontrer que cette épilepsie était bien le résultat d'une intoxication, mais nous allons voir que les résultats obtenus dans cet ordre d'idées sont assez contradictoires.

Voisin et Mauté ont signalé une perturbation de la perméabilité du rein avec retard de l'élimination du bleu de méthylène.

On mesure la toxicité urinaire en appréciant la quantité d'urine nécessaire pour tuer l'animal d'expérience d'un poids donné ; l'urine étant introduite soit par la voie stomacale, soit par la voie intra-veineuse, on ramène la toxicité au kilogramme de l'animal en divisant par son poids la quantité d'urine nécessaire pour le tuer.

Or Feré trouve l'urine hypertoxique avant les accès ; pour J. Voisin, au contraire, elle est hypotoxique avant les accès et hypertoxique après. Agostini trouve les urines des épileptiques hypertoxiques d'une façon générale, cette hypertoxicité augmentant au moment des crises, tandis que pour Mairet et Bosc, les urines des comitiaux sont au contraire hypotoxiques ; pour Vires, les urines préparoxystiques ont leur toxicité normale, les urines paroxystiques et post-paroxysti-ques sont hypotoxiques. On voit donc que cette question est loin d'être élucidée par ces recherches si contradictoires.

Griffith aurait extrait de l'urine des comitiaux des corps convulsivants. Haig, Krainsky, signalent une élimination exagérée d'acide urique après les accès, ce qui tiendrait à un trouble du métabolisme des substances uréiques du sérum des malades, trouble qui déterminerait la formation, dans le sérum, d'un corps convulsivant, le carbonate d'ammoniaque.

On a donc essayé de mettre en évidence la toxicité du sérum des épileptiques en l'injectant à des animaux. Vires a particulièrement étudié cette question et j'exposerai plus loin sa théorie. Vires, Ceni, Sicard, ont montré la toxicité du sérum de l'épileptique pour l'homme et même pour les animaux. Mais cette toxicité a été niée par quelques auteurs, par Preda et Popea. Dernièrement, Pagniez a vu que fréquemment l'injection intracardiaque ou intracarotidienne à un cobaye de sérum d'épileptiques déterminait l'apparition de secousses myocloniques de la tête et du tronc, qui ne se produisaient pas si le sérum des malades était chauffé à 58°. Les crises convulsives généralisées sont au contraire rares.

Mais quelle serait donc la nature, le point de départ de cette intoxication qui donnerait naissance à l'épilepsie dite essentielle?...

Nombreuses ont été les théories énoncées par les auteurs, chacun d'entre eux, pourrait-on dire, adaptant la sienne au goût du jour, au goût des connaissances, ou mieux, des théories du moment sur le problème si particulièrement complexe du chimisme humoral.

1. *La théorie infectieuse.* — A un moment donné, l'attention des chercheurs est uniquement dirigée sur les infections. On recherche donc si l'épilepsie essentielle n'est pas causée par un agent microbien et des auteurs affirment avoir eu des résultats positifs par l'ensemencement du sang des épileptiques effectué pendant la crise. En réalité ils ont trouvé des microbes banaux, hôtes fréquents de la peau et leurs résultats positifs indiquent simplement une mauvaise technique, un prélèvement septique du sang. Dernièrement encore, Ress a décrit un « bacillus epilepticus », mais ce bacille a été vainement recherché par Wherry et Oliver, par Caro et Thorn et, en fin de compte,

l'épilepsie dite essentielle ne saurait être considérée comme étant de nature infectieuse.

2. *Les glandes à secrétion interne*. — Plus tard, on a vu s'édifier petit à petit la pathologie des glandes dites à sécrétion interne, corps thyroïde, hypophyse, glande surrénale, ovaire, testicule, etc... On savait par exemple que la suppression des glandes parathyroïdes était suivie bientôt de tétani, état spasmophile. On s'est donc demandé si l'accès convulsif épileptique essentiel ne serait pas dû à une perturbation fonctionnelle des glandes à sécrétion interne, par hypo ou hyperfonction.

J'ai déjà signalé que les *fonctions ovariennes* pouvaient avoir un rôle dans l'apparition des crises épileptiques, que ces dernières survenaient parfois au moment de la puberté et pouvaient être plus fréquentes au moment des règles, tandis que l'état de grossesse dans 50 °/₀ des cas supprimait les crises épileptiques pendant la durée de la gestation.

Mais on a surtout étudié le *corps thyroïde* et les *glandes parathyroïdes*, car on sait que leurs altérations peuvent déterminer une maladie particulière, la tétanie. Cliniquement on a vu quelques relations entre les crises comitiales et le dysfonctionnement du corps thyroïde. Hertoghe avait signalé des convulsions chez les hypothyroïdiens, Jeandelize, chez des goitreux, Browning, chez des myxœdémateux; Browning, Gerf, Pioche, Parhon, etc., avaient constaté l'heureuse influence du traitement thyroïdien qui parfois diminuait le nombre des crises. Ancaldi, Marchand, Claude, Parhon, ont étudié l'état de la glande thyroïde; d'une manière générale, cette glande est rarement normale chez les comitiaux; elle est ordinairement en état d'hypofonctionnement, diminuée de poids, sclérosée avec aplatissement des cellules épithéliales.

Il est donc probable que des troubles des glandes

à sécrétion interne peuvent non pas peut-être créer l'épilepsie, mais du moins favoriser l'apparition des crises comitiales.

3. *Les neuro-cytotoxines.* — Etudiant le mode d'action des sérums spécifiques d'un animal vacciné contre telle variété de microbes, la médecine expérimentale a pu également produire des sérums spécifiques toxiques pour un tissu déterminé. On injecte par exemple à un lapin des globules rouges sanguins de mouton; par une série de semblables injections, on vaccine ce lapin contre le sang de mouton, et bientôt en effet le sérum de ce lapin, ainsi injecté, possédera un pouvoir toxique seulement à l'égard des globules de mouton, pouvoir qui sera donc *spécifique.* Que, dans certaines conditions données, on mette le sérum sanguin d'un lapin ainsi préparé avec des globules rouges de mouton, bientôt ces derniers seront disloqués, hémolysés, détruits. Ce sérum contenait donc une *cytotoxine* (poison de cellule) spécifique des globules rouges du mouton. Par la même méthode, on a pu produire des néphrotoxines, des hépatotoxines, des *neurotoxines*, c'est-à-dire des pouvoirs destructeurs des cellules du foie, des reins, du système nerveux d'une espèce d'animal A par exemple, cytotoxines contenues dans le sérum d'une autre espèce animale B à laquelle on a injecté les tissus précédents de l'espèce A. Or, on a voulu appliquer à l'épilepsie essentielle cette théorie des cytotoxines.

Pour le Professeur Vires, l'épilepsie serait produite par une toxine spéciale qui existe dans le sang; celle-ci est une cytotoxine, une autoneurocytotoxine. Le poison est créé de toutes pièces par l'organisme épileptique. Il naît, se développe dans l'organisme vivant qui réagit et se défend contre ce poison par la crise épileptique. Le siège de l'élaboration du poison est la cellule nerveuse elle-même; ce poison est donc une cytotoxine, une autocytotoxine, puisqu'elle est endogène, une neurocytotoxine puisqu'elle est engendrée par la cellule nerveuse. L'autocytotoxine, née dans la cellule nerveuse, passe, à certains moments, dans le sang. Constituée par une alexine et une sensibilisatrice elle devra, étant injectée à d'autres épileptiques, renforcer encore la sensibilisatrice et, par suite, se montrer d'une toxicité plus élevée encore; en outre, cette hypertoxicité sera spéciale, spécifique. De fait, le sang d'un épileptique injecté à un autre épileptique amène une augmentation sensible des attaques et seul le sérum sanguin de l'épileptique possède cette propriété d'être neuf pour l'épileptique. On pourrait donc avoir l'espoir de guérir cette intoxication en forçant l'organisme à fabriquer une antineurocytotoxine ou en lui injectant un sérum d'animal chez lequel on aurait pu produire cette antineurocytotoxine. D'ailleurs Ceni croit que si l'épilepsie est due en effet à une autocytotoxine, du moins il existe dans le sérum des malades une antiautocytotoxine qui s'oppose, plus ou moins complètement, aux effets nocifs de l'autocytotoxine.

La méthode d'Abderhalden a permis à Biswanger, Leri, Obregia, etc., de mettre en évidence dans le sérum des épileptiques des ferments anticerveau; mais il est possible que les crises convulsives amènent parfois la destruction de quelques cellules corticales qui deviennent ainsi des antigènes suffisants, de telle sorte que ces ferments anti cerveau seraient la conséquence et non la cause de l'épilepsie.

Preda et Popea ont vu que le sérum sanguin d'épileptiques n'était pas toxique pour l'homme et qu'injecté à d'autres épileptiques il n'augmentait pas le nombre des crises de ces derniers, la méthode des précipitines en utilisant le cerveau comme antigène, ne leur a pas donné de résultats positifs. Pellacam d'autre part, a recherché, en vain, dans le sérum des épileptiques, par la méthode de la déviation du complément, des anticorps à l'égard d'antigènes divers, extrait thyroïde, parathyroïde, hypophyse, testicule, écorce cérébrale, etc...

4. *La toxémie hépato-intestinale.* — Quelques auteurs admettent que l'accès convulsif comitial est le résultat d'une intoxication qui a son point de départ dans le tube intestinal. Une constipation opiniâtre, une dyspepsie gastro-intestinale, un régime trop azoté, trop carné, permettraient le développement d'une flore microbienne donnant naissance à des putréfactions intestinales toxiques, et partant à une toxémie sanguine. M. de Fleury a noté en effet que le régime strictement végétarien réduit parfois d'une façon considérable le nombre des crises épileptiques. Le professeur Widal a, d'autre part, démontré qu'à l'état normal les substances protéiques, incomplètement désintégrées, traversent la muqueuse intestinale, passent dans la veine-porte, parvenant ainsi au foie qui arrête ces substances nocives pour la circulation générale. Cette fonction d'arrêt du foie, tant pour ces substances protéiques que pour les substances toxiques ayant pénétré dans l'organisme par le tube intestinal, est d'importance majeure. Le foie, en effet, devient-il insuffisant à sa tâche, des phénomènes nouveaux vont survenir et peut-être la crise comitiale en résultera-t-elle. MM. Labbé et Guillain d'autre part, ont pu établir une relation au cours de diabètes graves, entre l'état d'acidose et l'apparition de crises d'épilepsie. Dufour et Obregia ont signalé une rétention d'urée dans le sang chez certains épileptiques à la période préparoxystique. Tous ces faits paraissent indiquer la possibilité d'une *intoxication de nature digestive*, intoxication peut-être relevant surtout d'une *insuffisance hépatique* à l'égard de substances particulières, d'où perturbation humorale spéciale, et ceci nous conduit à la théorie dite anaphylactique de l'épilepsie.

5. *Théorie du choc anaphylactique ou colloïdo-clasique.* — Découverte par le professeur Richet, l'anaphylaxie est la sensibilité d'un organisme vis-à-vis une substance donnée conférée par l'absorption préalable d'une quantité inoffensive de cette même substance. L'organisme est donc sensibilisé par rapport à une substance donnée, de telle sorte qu'une quantité nouvelle de cette substance va déterminer une série de phénomènes parfois fort graves, d'apparitions brusques, qui ont reçu le nom de *choc anaphylactique*. On a cru d'abord que ce choc anaphylactique était dû à un poison spécial et nécessitait une sensibilisation antérieure par une substance donnée. Mais le professeur Widal a montré dans la suite que ces phénomènes de choc pouvaient s'observer en dehors de toute sensibilisation antérieure, par exemple après injection parentérale massive des substances protéiques les plus diverses, après même injection intraveineuse de substances salines. Le choc anaphylactique n'est donc pas dû à un poison spécifique; il résulte de la rupture de l'équilibre physique des colloïdes de l'organisme; c'est une colloïdoclasie, colloïdoclasie qui, pour le professeur Widal, se passe non seulement dans le sérum sanguin, mais également dans l'intimité des tissus, colloïdoclasie sanguine et colloïdoclasie tissulaire. Pour Lumière, au contraire, la colloïdoclasie est sanguine, détermine une précipitation, une *flocculation* des colloïdes d'où possibilité d'embolies dans les petits vaisseaux vaso-moteurs des poumons et du cerveau, et, comme conséquence, le syndrome clinique parfois grave du choc anaphylactique.

Au point de vue étiologique, ce choc colloïdoclasique peut être produit par un nombre considérable de substance; il suffit que l'organisme humain soit *sensibilisé* par rapport à cette substance, antipyrine, pollen des fleurs, suint de mouton, sueur du cheval, chocolat, etc., pour citer quelques substances particulièrement étudiées à ce point de vue. Au point de vue clinique, le choc colloïdoclasique commence par des modifications sanguines qui permettent de le dépister dès le début : chute de la pression artérielle, diminution des globules blancs, raréfaction des hématoblastes, altération de la coagulabilité sanguine, variation de l'indice réfractométrique du sérum. C'est la *crise hémoclasique* si finement analysée par les travaux remarquables du professeur Widal et de ses élèves, Abrami, Brissaud, Joltrain. Surviennent ensuite des manifestations pathologiques du côté de tel ou tel organe du malade, suivant les prédispositions morbides souvent héréditaires de ce dernier; car on a de plus en plus tendance à faire rentrer dans le choc colloïdoclasique certaines affections telles que la migraine, l'accès d'asthme, l'hydrorrhée nasale, des œdèmes brusques médicamenteux, etc.

Or, on sait bien que l'épilepsie essentielle appartient, comme la migraine, comme l'asthme, à la famille neuroarthritique. D'autre part, le début brusque de l'attaque épileptique fait songer à la brusquerie du choc anaphylactique. Il était donc tout à fait logique de se demander si l'attaque comitiale n'était pas une manifestation clinique d'un choc colloïdoclasique d'un organisme sensibilisé par rapport à une substance X à l'occasion de l'absorption nouvelle de cette dite substance.

Marinesco aurait été un des premiers frappé de la ressemblance de l'attaque d'épilepsie et du choc anaphylactique, ressemblance exposée en 1915 par Buscaino. Pour Danysz, l'épileptique serait sensibilisé soit par des toxines ou des microbes d'origine intestinale, soit par des fragments d'albumine alimentaire, de telle sorte que les pénétrations suivantes pourraient déterminer le choc anaphylactique sous la forme de crises convulsives. Grigorescu croit que ces fragments sensibilisateurs proviennent de la cellule nerveuse elle-même.

Mais il n'y a pas que les substances protéiques qui peuvent sensibiliser l'organisme. Klaus et Van Stricht ont publié l'observation d'une petite fille chez laquelle l'absorption de sucreries déterminait des crises d'épilepsie. Pagniez et Lieutaud également ont vu chez un malade que l'addition à son repas d'une certaine quantité de chocolat, substance pourtant ternaire, provoquait une crise hémoclasique, signature sanguine du choc anaphylactique, suivie d'accès épileptique.

Pour Dide et Guiraud, il faut réserver le nom de choc anaphylactique aux faits caractérisés : 1° par une sensibilisation préalable par un antigène déterminé ; 2° par l'action spécifique déchaînante de cet antigène ou d'antigènes très voisins. Or ce n'est pas le cas de toutes les épilepsies essentielles. Dans certains cas, la crise épileptique est l'expression d'un choc protéique, sans sensibilisation antérieure. La cellule nerveuse est sensibilisée par une atteinte antérieure toxique ou infectieuse, acquise ou héréditaire ; ainsi se crée l'aptitude spasmophile ou convulsivante. Dès lors, elle va réagir lorsque surviendra l'antigène choquant, qui provient peut-être d'albumines cellulaires endogènes à élaboration viciée ou de sécrétions anormales des glandes endocrines.

Evidemment ces faits nouveaux sont très intéressants. Mais Pagniez fait remarquer que l'accès d'épilepsie ne saurait être absolument assimilé au choc anaphylactique, en particulier en ce qui concerne les équivalents psychiques épileptiques. D'autre part, ce n'est que chez certains épileptiques que l'on peut trouver la crise hémoclasique due à un choc colloïdoclasique. Admettant l'existence de ce choc, il faudrait encore trouver la substance par laquelle le malade est sensibilisé, chez l'un le chocolat, chez l'autre les

acrore), etc. — Il faudra se demander si cette sensibilisation n'est pas une parfois une insuffisance
temporaire du foie, ce dernier ne pouvant plus arrêter,
comme je l'ai indiqué précédemment, des substances
protéiques ou sériques incomplètement désintégrées...
Enfin, comment expliquer que ce choc colloïdoclasique
se manifeste cliniquement par la crise épileptique? Il
faut admettre la théorie du crampe de Pierret, supposer une aptitude convulsive du sujet mise en
évidence par le choc colloïdoclasique. Or, quel est l.
substratum anatomique de cette aptitude? etc...
Dépend-elle d'une petite lésion de voisinage en
...lité de l'écorce cérébrale dans la région motrice
de l'encéphale, d'une perturbation de l'index...
sympathique cérébral, possibilité de vaso-constriction des capillaires cérébraux amenant ainsi la
crise convulsive? Voilà bien autant de questions auxquelles il est impossible, dans l'état actuel
de la science, de donner une réponse précise.

Conclusions pratiques. — Que faut-il conclure de
cette longue discussion? Doit-on admettre l'existence
d'une épilepsie dite essentielle, d'une épilepsie
névrose, d'une épilepsie *sine materia*?
Il me semble que le problème doit recevoir deux
solutions: l'une théorique, l'autre pratique.
1° Au point de vue *théorique*, on ne doit pas
admettre l'existence d'une épilepsie *sine materia*,
d'une épilepsie névrose. Par des degrés insensibles
on passe de l'épilepsie symptomatique la plus évidente, la moins discutable... à l'épilepsie la moins...
à l'épilepsie dite essentielle. Cette dernière corres-
pond-elle à une forme spéciale d'épilepsie? ...
...que forme *sine materia* expliquée... par la
théorie du choc colloïdoclasique. Faut-il, au contraire,
ne la considérer que comme il..., la plus ou moins...
...anatomo-pathologique... de tout au...
d'épilepsies symptomatiques fonctions de...

l'un comprenant une lésion cérébrale minime, variable en sa nature, méningite, encéphalite, anomalie de développement, etc., l'autre consistant en une intoxication exogène ou endogène, alcoolisme, auto-intoxication, insuffisance des glandes à sécrétion interne, etc. ? J'aurais plutôt tendance à accepter ce dernier point de vue.

2° Mais au point de vue *pratique*, il n'est pas douteux que l'épilepsie dite *essentielle* des anciens auteurs répond à un groupe spécial de malades épileptiques, groupe qui comprend au surplus le plus grand nombre des épilepsies généralisées chroniques. Certes, ce groupe n'a pas de limites précises; il se rattache, par des formes de passage à diagnostic fort difficile, aux épilepsies symptomatiques les plus évidentes. Mais tant que persistera notre insuffisance à préciser la nature réelle de l'intoxication et des lésions qui créent l'épilepsie essentielle, et bien que ce mot *essentiel* cache en réalité notre ignorance, nous serons obligés de conserver une épithète pour caractériser cette variété si fréquente d'épileptiques. Nous rejetterons la dénomination d'épilepsie *sine materia*, d'épilepsie *névrose*, mais à défaut d'autres qualificatifs, nous conserverons encore le nom d'*épilepsie essentielle*, d'*épilepsie commune* avec l'espoir que bientôt la médecine expérimentale nous permettra de donner à cette variété clinique d'épilepsie un qualificatif indiquant son mécanisme pathogénique exact, nous dira s'il faut la considérer dans la totalité des cas comme une variété d'épilepsie symptomatique due à un mécanisme provocateur spécial, spécifique.

CHAPITRE XII

Convulsions infantiles et épilepsie.

Depuis longtemps on admet l'existence de relations directes entre les convulsions infantiles et l'épilepsie de l'adolescence. Une des premières questions posées par le médecin à tout malade venant lui demander des conseils pour une attaque d'épilepsie ne porte-t-elle pas en effet sur l'existence de convulsions infantiles dans les antécédents personnels de son malade? D'autre part constante est la crainte de toute mère de famille qui, voyant son jeune enfant atteint d'éclampsie infantile, redoute aussitôt de voir plus tard l'affection aboutir au mal comitial.

Mais si les travaux de médecine infantile consacrés à l'étude des convulsions de l'enfance sont considérables, cependant assez diverses sont les opinions émises par les auteurs sur cette question d'un intérêt pratique si considérable : la transformation de l'éclampsie infantile en épilepsie vraie. C'est qu'il convenait en effet, avant tout, de bien définir la valeur de l'expression « épilepsie essentielle », faute de quoi la discussion doit rester stérile et la question posée sans réponse. Or, maintenant que j'ai donné la description des diverses épilepsies symptomatiques et limité ainsi l'épilepsie dite essentielle, il me semble que nous pourrons étudier le problème avec une méthode scientifique plus rigoureuse.

Je n'ai pas l'intention d'écrire ici toute l'histoire clinique des convulsions infantiles; je veux simplement établir un tableau comparatif entre l'éclampsie infantile et l'épilepsie pour arriver à la solution du problème ainsi posé : Quelle parenté peut exister entre les convulsions infantiles et l'épilepsie de l'adulte?

Au point de vue symptomatique, l'éclampsie infantile n'est qu'un syndrome épileptique, une manifestation épileptiforme.

« Dans sa forme complète, généralisée et régulière, écrit le professeur Marfan, le tableau de la convulsion ressemble à celui de l'attaque ordinaire d'épilepsie ».

Nous y trouvons en effet : le début subit, le cri initial, la perte de conscience, la pâleur du visage, puis la phase tonique avec pupille dilatée, déviation de la tête et des yeux, enfin la phase clonique, avec l'émission des urines et des matières, l'aspect cyanotique du visage et la résolution terminale suivie même de parésie transitoire. Bref, on reconnaît là le tableau de l'attaque d'épilepsie que j'ai décrit avec ses détails dans la première partie de cet ouvrage. Parfois l'éclampsie est incomplète, soit que généralisée elle ne se manifeste que par quelques secousses cloniques des membres ou des muscles du visage, contraction des angles de la bouche, renversement des globes oculaires, quelques secousses des bras durant à peine quelques secondes au point de passer inaperçues pour un œil non prévenu, soit que partielle dans sa localisation elle ne frappe que quelques muscles, par exemple ceux des yeux, ou de la bouche, ou de la tête, ou des bras. Chez certains enfants le globe oculaire sera révulsé en haut, animé de secousses cloniques; chez d'autres, les lèvres se plissent, la figure grimace et le malade grince des dents; parfois il s'agit simplement de raideurs du tronc; ou bien l'enfant pâlit, sa respiration s'arrête avec un spasme respiratoire, il présente quelques petites grimaces et les parents parlent alors de *convulsions internes.*

Cet accès unique convulsif peut entraîner la mort; c'est exceptionnel cependant; mais l'accès peut se reproduire, parfois même à intervalles très rapprochés; ainsi s'établit un *état de mal convulsif*, qui n'est en somme qu'un état de mal épileptique parfois mortel.

On le voit, le syndrome « convulsions infantiles », est tout à fait identique, dans sa physionomie clinique, au syndrome épileptique ordinaire, au syndrome éclamptique.

De même, les auteurs admettent, pour les deux syndromes, la même physiologie pathologique, c'est-à-dire une excitation des centres moteurs de l'écorce cérébrale. La prédisposition aux convulsions dépend de l'hérédité et de l'âge. « Les enfants issus de parents souffrant de névropathies, de psychoses, d'affections organiques du système nerveux ou de parents syphilitiques, alcooliques, saturnins, tuberculeux, paraissent prédisposés aux convulsions. » Les causes évidentes des convulsions infantiles dépendent : 1° de lésions organiques de l'encéphale telles que méningite, hémorragie méningée, encéphalite aiguë, sclérose cérébrale, tumeurs, etc.; 2° d'une affection d'un autre appareil aboutissant à des intoxications, fièvres aiguës, intoxications médicamenteuses, autointoxications digestive, hépatique, etc.; 3° de causes réflexes, par exemple une éruption dentaire, une brûlure, l'helminthiase; 4° enfin, chez certains malades, l'examen minutieux ne permet pas de déceler la cause immédiate de la convulsion et on parle alors de *convulsion essentielle.*

Qu'est-ce à dire, sinon que cet exposé des causes

des convulsions puisé dans les livres de pathologie infantile est singulièrement semblable à celui que j'ai fait plus haut des causes des épilepsies. L'éclampsie infantile ressemblait cliniquement au syndrome épileptique ; or, sa physiologie pathologique et ses causes sont identiques. Pouvons-nous, dès lors, assimiler ces deux syndromes et dire que l'éclampsie infantile n'est en somme que le syndrome épileptique de la première enfance? La réponse est affirmative pour le professeur Cruchet et je partage cette opinion, car je pourrais redire à propos des convulsions infantiles tout ce que je viens d'écrire sur les épilepsies de l'adulte, décrire en un mot des convulsions symptomatiques d'affections organiques du cerveau, de lésions vasculaires, décrire des convulsions toxiques par intoxication exogène et endogène, des convulsions réflexes, discuter la valeur des convulsions dites essentielles, etc. En réalité, ce qui domine la convulsion infantile, c'est le fait qu'elle atteint l'enfant, car l'âge en est un facteur capital.

Chez l'enfant, en effet, il semble que le cerveau, incomplètement développé, soit plus sensible aux causes pathogènes qui peuvent exciter l'axe cérébro-spinal, de là, d'une part, la fréquence extrême et, d'autre part, le mécanisme pathogénique varié de la convulsion infantile.

Et pourtant la question ne paraît pas d'une solution aussi facile lorsqu'on parcourt les traités de pathologie infantile; la parenté avec l'épilepsie est longuement discutée. C'est qu'en réalité on a toujours très mal posé la question. En parlant d'épilepsie, la plupart des auteurs n'envisagent que l'épilepsie dite *essentielle*, l'épilepsie dite névrosique *sine materia*, cette épilepsie durable de l'adulte. Or, il est évident que toute convulsion infantile ne dégénère pas en épilepsie essentielle, et cela d'autant moins que de par son jeune âge, même sans lésion, le cerveau de l'enfant est prédisposé à l'aptitude convulsive. Nous savons très bien que chez l'adulte une épilepsie symptomatique n'aboutit pas forcément à l'épilepsie dite essentielle, qu'elle peut disparaître à jamais si nous pouvons supprimer la cause qui la provoque. *A fortiori* en sera-t-il de même chez l'enfant; une convulsion symptomatique n'aura pas de suite fâcheuse si nous supprimons la cause qui l'a engendrée.

Ainsi donc, en présence d'une convulsion infantile, le point important pour juger de l'avenir de l'enfant est de préciser le mécanisme pathogénique de son état convulsif. C'est lui qui permettra de porter un pronostic. La convulsion est-elle sous la dépendance d'une cause temporaire qui ne laisse pas de trace, évoluant sur un cerveau non atteint de lésion, comme une infection aiguë, une intoxication, une éruption dentaire, une irritation cutanée, etc., on pourra être à peu près certain qu'il s'agit là d'une crise épileptique sans gravité qui ne reparaîtra pas. Au contraire, la convulsion résulte-t-elle d'une lésion organique cérébrale, méningite, encéphalite, hydrocéphalie, etc., soit par infection héréditaire, soit par infection acquise de l'enfant, on peut craindre que ce dernier ne présente au niveau de son cerveau une épine de rappel, une cause épileptogène et plus tard l'enfant, avec cette aptitude épileptique, pourra devenir un épileptique dit essentiel. La convulsion dite essentielle n'existe pas. « Quand on qualifie une affection d'essentielle, on fait tout simplement un aveu d'ignorance. Toute maladie a une cause, les convulsions dites essentielles en ont une; il ne s'agit que de la découvrir. » (Marfan.) On ne saurait donc parler du pronostic d'une convulsion essentielle, étant donné qu'en réalité dans ce cas on ignore la raison d'être de la convulsion et que justement le pronostic éloigné de cet état éclamptique est essentiellement fonction de sa cause réelle. Prétendre, par suite, que la plupart des enfants atteints de convulsions deviendront plus tard des épileptiques, me paraît être une erreur clinique. Comme tout médecin, je connais un certain nombre d'enfants atteints de convulsions infantiles qui ne sont devenus, ni des épileptiques, ni des psychopathes, de même que j'ai observé souvent des épileptiques atteints de l'épilepsie dite *essentielle* qui n'ont jamais eu de convulsions infantiles.

M. André Collin et Mme Revon, ont essayé de tirer, de l'aspect clinique des convulsions, des éléments permettant d'envisager leur pronostic éloigné. Dans les cas favorables, la convulsion est purement clonique avec minimum de symptômes associés ; au contraire, lorsqu'elle se déroule avec d'abord une phase tonique, puis une phase clonique, lorsqu'elle est associée à des troubles circulatoires et respiratoires, lorsque les signes convulsifs sont à prédominance bilatérale, on peut craindre l'existence de lésions encéphalites, et, par suite, le pronostic éloigné serait grave, par la possibilité de voir survenir de l'hydro-céphalie, de l'épilepsie, des paralysies, etc... Le professeur Marfan insiste également tant pour le pronostic immédiat que pour le pronostic éloigné, sur la gravité de l'accès d'éclampsie infantile au cours duquel les contractions toniques sont nettement accusées et un peu prolongées.

En réalité, la convulsion infantile, l'éclampsie infantile, n'est qu'un syndrome, un syndrome épileptique de la première enfance ; un syndrome ne possède pas de par lui-même un pronostic éloigné ; ce pronostic est facteur de sa cause, de son mécanisme pathogénique. Préciser avec soin celui qui paraît avoir provoqué chez un enfant l'apparition du syndrome éclamptique, essayer surtout, par l'étude du liquide céphalo-rachidien, par l'examen précis des fonctions du système nerveux, de connaître l'état anatomique réel du cerveau du petit malade, alors seulement on pourra, avec quelque rigueur scientifique, parler prudemment du pronostic éloigné de l'éclampsie infantile dont est atteint le jeune malade.

TROISIEME PARTIE

LA THÉRAPEUTIQUE DES ÉPILEPSIES

CONSIDÉRATIONS GÉNÉRALES

Nous ne vivons plus à l'époque où il convenait d'opposer à cette maladie mystérieuse qu'est l'épilepsie, à ce *morbus sacer*, des pratiques médicales d'action tout aussi mystérieuses, comme courir sur une piste circulaire en tenant sous son bras gauche un canard blanc fraîchement tué, absorber de la fiente de caille en poudre, de la poudre de lézard desséché, de la poudre de chatte ou de taupe grillée, des excréments de lion, de la poudre de crâne d'un suicidé, etc. Quelques-unes de ces vieilles pratiques jouiraient encore d'une certaine faveur dans le peuple. A ces médications empiriques s'est substituée progressivement une thérapeutique rationnelle, c'est-à-dire basée sur des données physiologiques.

Or, l'exposé clinique que l'on vient de lire a montré que le syndrome épileptique dans ses diverses manifestions motrices, sensitives, psychiques, était provoqué par une excitation du cerveau sous l'influence de causes variables dans leur nature et par suite dans leur mode d'action. Toute thérapeutique rationnelle du syndrome épileptique, des épilepsies, doit par suite se proposer un double but, d'abord rétablir l'équilibre physiologique momentanément perturbé, c'est-à-dire, dans le cas présent, réfréner, modérer, affaiblir l'excitabilité encéphalique ; d'autre part, pour éviter le retour des accès épileptiformes, supprimer la cause même de l'affection. C'est dire combien il importe, en présence d'un malade atteint de manifestations présumées épileptiques, d'abord d'affirmer que ces manifestations sont bien réellement épileptiformes, ensuite de reconnaître la cause véritable de l'épilepsie par un examen méthodique, non seulement de l'encéphale, mais de tous les organes.

Dans cette recherche des indications thérapeutiques, deux étapes successives sont à franchir : 1° Le malade est bien atteint de mal comitial ; 2° ce mal comitial est sous la dépendance de telle cause : traumatisme, tumeur, méningite, affection vasculaire, irritation réflexe, intoxication exogène telles qu'alcoolisme, saturnisme, etc., intoxication endogène, perturbation humorale, etc... Seul un médecin et je dirai même un médecin qui sera parfaitement au courant des choses, non seulement de la neuropathologie, mais également tant de pathologie générale que de la pathologie des divers organes, foie, reins, glandes à sécrétion interne, etc., seul un tel médecin sera capable de résoudre ce problème, toujours si complexe, pour instituer une thérapeutique rationnelle et en surveiller les effets.

Tout épileptique a besoin d'une direction médicale constante. Si l'on veut éviter des mécomptes, des complications fâcheuses, il est indispensable de suivre scrupuleusement les conseils médicaux donnés par une autorité compétente qui seule saura modifier le traitement prescrit. Voici par exemple un épileptique traité par un sédatif nerveux, bromure ou gardenal. Grâce au traitement prescrit, les crises s'espacent, disparaissent au point que, sans consentement du médecin traitant, le malade en présence de cette amélioration, croit de bonne foi qu'il peut, sans danger, interrompre de lui-même le traitement ; or, il pourra payer fort cher son imprudence, car cette suppression brutale du bromure ou du gardenal sera parfois suivie rapidement d'un état de mal épileptique parfois mortel.

Un diabétique, un tuberculeux, un albuminurique n'hésitent pas à rester sous la surveillance constante de leur médecin, ne modifient pas leur régime sans son avis, font souvent constater par lui leur état de santé. La même discipline doit être imposée à tout épileptique. Une autorité médicale compétente doit le surveiller, le guider, lui imposer des règles d'hygiène, surveiller le fonctionnement de tous ses organes, savoir manier les doses médicamenteuses sédatives, au besoin même devenir un puissant soutien moral si une dépression neurasthénique ou un découragement pessimiste s'emparent du malheureux malade. En somme, qui veut la fin veut les moyens, et le seul moyen de soigner rationnellement un épileptique, est de le confier à une direction médicale autorisée et non de s'en remettre à la thérapeutique prônée par la commère du voisinage ou vantée en termes dithyrambiques dans une annonce ou un prospectus.

Aussi donc d'ailleurs, puisque à chaque cas d'épilepsie convient une direction thérapeutique individuelle qui doit être la conclusion pratique d'un examen médical attentif et complet, ne trouvera-t-on ici que des données générales sur la médication antiépileptique. Je passerai successivement en revue :

1° La *médication sédative* qui, s'adressant plus particulièrement au syndrome épileptique, veut le faire disparaître ou du moins l'atténuer en réfrénant l'excitabilité cérébrale ;

2° Les médications qui sont dirigées contre les causes mêmes des épilepsies et que je dénommerai *médications étiologiques* ;

3° Les *règles d'hygiène* qu'on doit savoir imposer aux comitiaux.

CHAPITRE I

Les médications sédatives.

Puisque l'attaque d'épilepsie, complète ou larvée, généralisée ou partielle, est due à l'excitation de l'encéphale et très probablement plus particulièrement de l'écorce cérébrale, par des facteurs de nature variable, il convient, si l'on ne peut faire disparaître, supprimer ce facteur épileptogène, d'en modérer du moins les effets nocifs en réfrénant l'excitabilité cérébrale.

Cette médication sédative sera donc toujours utile, bien mieux, parfois la seule possible quand nous nous trouvons en présence d'une épilepsie dont nous ne pouvons reconnaître, ni la cause, ni la pathogénie exacte, et c'est le cas de l'épilepsie essentielle, si fréquente en pratique; quand d'autre part, bien que connaissant la cause d'une épilepsie symptomatique, nous serons impuissants pour supprimer cette dernière qui, tumeur inextirpable du cerveau, cicatrice indélébile de l'écorce cérébrale, intoxication grave par le plomb, l'alcool, etc., se révèle par là comme étant au-dessus des moyens d'action de l'art médical. Ainsi pour toutes ces raisons la médication sédative reste encore la médication principale antiépileptique.

Depuis fort longtemps, on a successivement traité l'épilepsie par un grand nombre de *médicaments antispasmodiques* qui ont eu tour à tour leurs défenseurs. C'est qu'en effet l'appréciation de la valeur exacte de leur action sédative est toujours délicate. S'adresse-t-on à des épileptiques atteints de crises comitiales fréquentes, il est probable que de tels malades sont porteurs de lésions graves de l'écorce cérébrale, que par suite l'excitabilité de l'écorce est sous la dépendance de causes difficilement influençables par un traitement sédatif ; on court ainsi à un insuccès presque inévitable. En sens inverse, la médication est-elle appliquée à des comitiaux à crises espacées, on ne saurait croire à un succès réel du médicament expérimenté si la disparition des crises ne persiste pas des mois entiers, car nous savons que, naturellement, l'évolution de l'épilepsie essentielle est parfois capricieuse. Même sans médication séda-tives les crises peuvent s'espacer temporairement, disparaître pendant quelque temps pour revenir dans la suite, sans qu'il nous soit possible de découvrir la cause réelle de ces améliorations spontanées, défi-nitives ou temporaires. Peut-être faut-il voir là la cause du succès de médications pronées par quelques auteurs et qui n'ont pu cependant résister à l'épreuve du temps. Je n'insisterai donc que sur les médica-ments sédatifs qui m'ont paru donner des résultats satisfaisants.

1. **LA MÉDICATION BROMÉE**. — Le brome a été découvert en 1811 par Béclard ; en 1850, Pioche remarque les propriétés anesthésiantes du bromure de potassium et partant de là, en 1851, Locock, introduit ce médicament dans la thérapeutique de l'épilepsie. Son efficacité thérapeutique a victorieu-sement résisté à l'épreuve du temps. « C'est la vraie muselière de l'épilepsie » (Legrand du Saule) ; « il guérit quelquefois, soulage souvent et ne nuit presque jamais » (Gubler). Les travaux de Voisin, de Charcot, de Bourneville, de Féré, de Gilles de la Tou-

rette, etc., ont confirmé l'heureuse action sur le cours de l'épilepsie d'une médication bromurée instituée selon les règles que j'exposerai plus loin.

Le brome est un liquide très irritant ; on peut faire usage de combinaisons organiques; mais on utilise de préférence les sels de brome. On a eu d'abord recours exclusivement au *bromure de potassium*. Ce sont des cristaux incolores, inodores, de saveur salée et amère, solubles dans deux parties d'eau ; ce sel renferme environ 67 °/₀ de brome. Il est absorbé rapidement par les voies digestives et l'élimination commence presque aussitôt puisque Rabuteau a constaté la présence de bromure dans l'urine moins de cinq minutes après l'ingestion de 1 gramme de bromure de potassium. Il semble que ce sel agisse par son élément bromé sur l'axe cérébro-spinal et son élément potassium sur les vaisseaux et sur le cœur. Or, comme les sels de potassium peuvent avoir une influence fâcheuse, toxique, sur la fibre musculaire et les ganglions du cœur, on a été conduit à associer au bromure de potassium, le bromure de sodium, les sels de sodium étant dépourvus de cette action dépressive cardiaque.

Le *bromure de sodium* est également un sel blanc, très déliquescent, d'absorption rapide par la voie intestinale ; comme le bromure de potassium, il agit sur le pouvoir réflexe de l'axe cérébro-spinal, mais n'a pas d'action sur la circulation.

Le *bromure d'ammonium* serait, d'après Brown-Séquard, plus actif que les précédents, 1 gr. 80 de ce sel équivaudrait à 3 grammes de bromure de potassium. L'élément ammonium lui conférerait le pouvoir d'être un stimulant diffusible.

On a également expérimenté d'autres sels bromurés, tels que le *bromure de zinc*, le *bromure de camphre*, le *bromure de calcium*, le *bromure de strontium*, les éléments zinc, camphre, calcium, venant ajouter leurs effets antispasmodiques à celui du bromure. Etudiés par Féré, Bourneville, Hammond, etc., ces bromures ont donné des résultats satisfaisants, mais comme ces derniers ne sont pas supérieurs à ceux obtenus par les bromures de potassium, de sodium et d'ammonium, on se contente en pratique d'utiliser ces derniers.

On fait donc usage, soit uniquement du bromure de potassium, soit plus souvent de l'association des trois bromures potassium, sodium, ammonium, ce qui constitue le traitement *polybromuré*.

Action physiologique. — Les bromures sont des sédatifs de l'axe cérébro-spinal. Ils diminuent l'excitabilité réflexe du cerveau. Sous leur influence l'idéation est ralentie, une langueur intellectuelle survient avec parfois obtusion intellectuelle, diminution de la mémoire d'évocation, lenteur de l'attention, tendance à la somnolence ; la réflectivité est diminuée et la sensibilité émoussée ; les pupilles sont élargies et le réflexe pupillaire à la lumière est affaibli. Ce sont là des signes d'imprégnation de la substance nerveuse par le brome. Vient-on à supprimer l'usage du bromure, ce dernier est assez rapidement éliminé par les urines, la sueur et la salive, de sorte que bientôt le tonus nerveux revient à son niveau primitif.

Toxicité et bromisme. — Les sels de bromure sont peu toxiques pour l'homme puisque des malades ont pu ingérer jusqu'à 25 grammes de bromure par jour.

L'intolérance pour le bromure constitue le *bromisme aigu* et le *bromisme chronique*. Le bromisme aigu est le résultat d'une intoxication par une dose trop forte de bromure. Il est caractérisé par une première phase d'excitation avec céphalée à laquelle succède une deuxième phase de stupeur, le malade tombant dans un demi-coma avec ralentissement de la respiration et faiblesse du pouls.

Le bromisme chronique est dû à l'absorption trop prolongée d'une dose trop forte de bromure. L'appétit est diminué, la langue saburrale, large, blanchâtre, la soif vive ; il s'établit de la diarrhée avec amaigrissement et aspect cachectique. On relève une grande dépression intellectuelle avec état stuporal, diminution de la mémoire, tendance au sommeil, aspect abruti du visage. Enfin, l'élimination du brome par la sueur donne naissance à des manifestations cutanées, parfois très confluentes et très intenses, acné pustuleuse du visage et du thorax, furoncles, érythème noueux, voire même bulles ou ulcérations larges et entourées d'une zone violacée d'aspect caractéristique. Non traités, ces accidents de bromisme peuvent s'aggraver, s'accompagner même de broncho-pneumonie mortelle. Au contraire, la suppression des bromures, une médication diurétique, une médication tonique destinée à relever le tonus du cœur et du cerveau, strychnine, spartéine, huile camphrée, etc., auront rapidement raison de ces accidents du bromisme. Au surplus, ils seront évités par une surveillance méthodique du malade et ils ne sauraient donc nous empêcher d'avoir recours à une médication qui nous donne parfois de si remarquables résultats.

Il faut savoir résister aux familles qui n'hésitent pas à mettre sur le compte de la médication bromurée, non seulement les manifestations réelles d'hypotonie cérébrale, mais également les troubles de l'intelligence déterminés en réalité par le mal comitial lui-même.

Voies d'absorption. — La médication bromée doit être appliquée suivant certaines règles. On fera usage de bromures chimiquement purs. On utilisera, soit le bromure de potassium, soit l'association de bromure de potassium, de sodium et d'ammonium.

Le bromure sera absorbé par la voie stomacale, soit que le malade prépare lui-même sa solution journalière en faisant usage d'un pèse-lettres ou d'une cuillère mesure, soit qu'il utilise une solution délivrée par son pharmacien sur ordonnance médicale.

Voici par exemple une formule usuelle :

    Bromure de potassium . . . . .   50 gr.
    Bromure de sodium . . . . .   25 gr.
    Bromure d'ammonium . . . . .   25 gr.
    Benzoate de soude . . . . . .   30 gr.
    Eau distillée . . . . . . q. s. pour un litre.
Deux cuillerées à café renferment 1 gramme de polybromure.

Pour éviter l'irritation gastrique, il faut préférer la
solution aux cachets ou aux pilules renfermant le
bromure en poudre et il y a tout profit pour le malade
à diluer la solution dans une assez grande quantité
de boisson pour éviter l'irritation gastrique.

Dans le cas d'intolérance gastrique ou dans l'état
de mal épileptique, il est possible de faire absorber
le bromure par lavement. Après un premier lavement
évacuateur, on donnera un petit lavement médicamenteux tiède de 100 grammes d'eau bouillie renfermant la dose prescrite de bromure, associée à sept
ou huit gouttes de laudanum et parfois même à une
certaine quantité de chloral.

On a également utilisé la voie sous-cutanée. Voici
par exemple la formule d'un sérum sous-cutané
injectable :

    Chlorure de sodium . . . . .   1 gr. 50
    Bromure de sodium . . . . .   6 gr.
    Eau . . . . 1.000 gr.

L'action sédative est d'apparition rapide ; Mairet et
Vires, Briand, Morgan, etc., ont obtenu de bons
résultats avec ce mode d'absorption.

On a enfin donné le bromure par la voie intrarachidienne. Morgan a injecté dans les espaces sous-
arachoïdiens 10 centimètres cubes de sérum de
bromure de sodium à 30 grammes *to the once*. Mais
étant donné la diffusibilité rapide du bromure, l'in-

jection sous-cutanée restera toujours plus pratique que la voie intrarachidienne.

Doses. — Deux règles dominent la médication bromurée, comme d'ailleurs toute médication sédative antiépileptique : 1° donner le bromure d'une façon constante ; 2° donner la dose suffisante.

Le malade prendra donc son bromure sans *discontinuer un seul jour* sauf *avis contraire de son médecin traitant*. La suppression brusque d'une bromuration intense peut, en effet, déclancher un état de mal épileptique parfois fort grave, l'excitabilité du cerveau ayant perdu son frein, « sa muselière habituelle » et le bromure, comme je l'ai dit, n'ayant pas d'action cumulative grâce à la rapidité de son élimination. C'est donc par étapes successives, par paliers, qu'il faut diminuer toute médication sédative anti-épileptique.

Il est nécessaire en outre de donner la dose suffisante. Cette dose varie suivant l'âge, le nombre et l'intensité des attaques, la tolérance enfin du sujet.

L'enfant supportant bien les polybromures, on pourra prescrire jusqu'à l'âge de 3 ans, de 0 gr. 25 à 0,75 de bromure ; de 3 à 8 ans, de 1 gramme à 2 grammes ; à l'âge adulte enfin de 2 grammes à 8 grammes et même plus. On commencera par une dose moyenne que l'on augmentera progressivement, suivant la tolérance du sujet pour le bromure, jusqu'à l'obtention de l'action sédative recherchée. Pour éviter l'accoutumance du cerveau au bromure, on peut instituer un traitement progressif par échelles hebdomadaires. Le malade prendra par exemple 2 grammes de bromure par jour pendant la première semaine, 3 grammes par jour pendant la deuxième semaine, 4 grammes par jour pendant la troisième semaine pour revenir ensuite à 2 grammes pendant la quatrième semaine et ainsi de suite sans discontinuer un seul jour. On divisera les doses en deux prises, l'une le matin au réveil, l'autre le soir au coucher, à cause de la rapidité d'élimination du bromure.

Gilles de la Tourette insistait beaucoup sur la nécessité d'arriver rapidement à la dose suffisante. Pour lui, cette dose suffisante était atteinte lorsque survenaient les premiers accidents de saturation bromique : sensation de fatigue, inappétence, langue large, blanche, étalée ; réflexe pupillaire à la lumière un peu paresseux avec pupille dilatée. Ces règles sont trop absolues ; la dose suffisante est, en réalité, celle qui supprime ou tempère les accès sans cependant exposer le malade à des accidents de bromisme. Or, les signes donnés par Gilles de la Tourette sont déjà des signes de saturation, de bromisme ; ils indiquent donc que l'on arrive à la phase d'intolérance.

J'ai exposé plus haut les signes de l'intolérance : inappétence, troubles digestifs, torpeur intellectuelle, éruptions bromiques. L'acné bromique survient très facilement chez les jeunes sujets séborréiques, à peau grasse. Elle siège soit au niveau de la poitrine ou du visage, parfois tenace et confluente au point de devenir une véritable contre-indication chez les jeunes filles. Une hygiène alimentaire sévère anti-séborréique, des antiseptiques intestinaux, tels que benzoate de soude, naphtol B, un traitement local par le soufre, etc., pourront améliorer ces poussées acnéiques, parfois assez intenses, pour que l'on soit obligé de remplacer le bromure par une autre médication sédative.

Méthode de Richet et Toulouse. — On a donc essayé de diminuer la dose suffisante de bromure en rendant plus efficace l'action de ce médicament. On y parvient par la méthode d'hypochloruration de Richet et Toulouse ou méthode métatrophique. On connaît l'importance de l'ion sodium dans la constitution des humeurs de l'organisme ; nos tissus baignent en quelque sorte dans une solution de chlorure de sodium à 7 pour 1.000 grammes environ. Nous excrétons par les urines et la sueur une quantité importante de chlorure de sodium récupéré facilement par le sel de l'alimentation. Si donc nous diminuons ce dernier, nous facilitons en quelque sorte son remplacement dans les humeurs de l'organisme par l'ion bromé; un régime hypochloré favorisera la rétention du brome. On peut ainsi obtenir des effets sédatifs avec une dose moindre de bromure; on évitera surtout l'élimination exagérée du brome par la voie cutanée et partant on supprimera l'apparition de l'acné bromique.

La technique consiste donc à prescrire un régime alimentaire hypochloruré, les aliments renfermant en eux-mêmes assez de sel sans y adjoindre la quantité supplémentaire habituelle utilisée comme condiment culinaire. Par exemple Richet et Toulouse ont établi qu'un régime ainsi compris donne pourtant 2 grammes de sel :

Lait, 1 litre; Pommes de terre, 300 gr.; 2 OEufs; Viande, 300 gr. ; Farine, 200 gr. ; Sucre, 50 gr. ; Beurre, 40 gr. ; Café, 10 gr. ;

quantité suffisante mais nécessaire pour obtenir le nombre de calories indispensables pour un organisme moyen se livrant à un travail moyen. Je reviendrai d'ailleurs plus loin à l'occasion des prescriptions d'hygiène sur le régime alimentaire de l'épileptique. La privation du sel ne doit pas être absolue et la dose de bromure ne doit guère dépasser 3 à 4 grammes. Le régime de chlorure trop complet associé à une bromuration trop intense détermine en effet de la fatigue, de la faiblesse, des troubles dyspeptiques. On a pu démontrer (Kulz, Nencki) que le brome se substituait en partie à l'acide chlorhydrique du suc gastrique, lorsqu'à des chiens nourris par un régime à chlorure on donnait des doses élevées de bromure ; le suc gastrique peut même arriver à renfermer 0,487 p. 100 de HBr contre 0,324 de HCL. A l'autopsie de ces chiens, on voit d'ailleurs que les tissus ont fixé du brome et celui-ci s'y trouve, par exemple, dans le cerveau en quantité égale à celle du chlorure de sodium.

L'expérimentation prouve donc tout le bénéfice que l'on peut retirer de la méthode de Richet et Toulouse, qui diminuera les signes d'intolérance au bromure, mais elle montre également que la zone de tolérance du bromure est diminuée, que, par suite, une surveillance médicale est indispensable.

Associations bromurées. — Quelques auteurs ont essayé de renforcer l'action sédative du bromure en l'associant avec d'autres antispasmodiques.

On a, par exemple, utilisé le bromure de camphre, le bromure de zinc pour profiter des propriétés antispasmodiques du camphre et du zinc.

Méthode de Flechsig. — En 1893, Flechsig a proposé la méthode suivante : pendant six semaines, donner tous les jours une dose progressive et forte d'opium, supprimer brusquement l'opium et le remplacer par une dose forte de bromure de potassium, 7 grammes environ par jour ; puis abaisser progressivement cette dose à 2 grammes, dose qui sera dès lors maintenue fort longtemps. Mais si quelques neurologistes comme Stein, Hascovec, ont attribué des succès à cette méthode, la majorité au contraire insiste sur ses inconvénients, car on observe avec elle de l'affaiblissement des forces et un certain degré de confusion mentale toxique. « De l'ensemble de nos recherches, nous croyons pouvoir conclure que le traitement de Flechsig n'est supporté que par un nombre restreint de malades. Son administration nécessite des soins et une surveillance tels qu'il est indispensable de placer d'abord l'épileptique dans un milieu spécial, encore reste-t-elle toujours difficile, sinon même dangereuse. Les contre-indications sont loin d'être compensées par les bénéfices, somme toute assez minimes, qu'on peut retirer et qui ne nous paraissent pas supérieurs à la cure bromurée simple. » (Seglas.)

Méthode de Bechterew. — En 1894, Bechterew a proposé d'associer au bromure un tonique cardio-vasculaire destiné à combattre la congestion vaso-motrice cérébrale, cette dernière pouvant être un facteur dans l'apparition des crises comitiales. Il donne une dose forte de bromure, 6 à 7 grammes par jour environ, et lui associe une infusion soit d'*Adonis vernalis*, soit de digitale (0 gr. 25 à 0 gr. 50).

Cesare, Tekoutief, Spinhazen considèrent que cette méthode donne d'excellents résultats tandis que Gianni et Rossi estiment qu'elle ne modifie guère la fréquence des crises et qu'en somme elle retire son efficacité tout simplement de la dose élevée de bromure qu'elle comporte.

On a également associé le bromure soit à la belladone, soit à la picrotoxine, soit aux autres sédatifs que je vais passer en revue.

Inconvénients du traitement bromuré. — J'ai signalé plus haut les signes d'intolérance du bromure qui proviennent de trois causes :

1° Imprégnation de la substance cérébrale par une dose trop intense d'où phénomène de dépression mentale, de torpeur cérébrale, de diminution de la mémoire, d'aphrodisie, etc... ;

2° Remplacement partiel de l'ion chlore du suc gastrique par l'ion bromé d'où troubles dyspeptiques, perte d'appétit, langue saburrale, dyspepsie intestinale, constipation ou diarrhée, signes d'intoxication à point de départ intestinal due au trouble du chimisme gastro-intestinal;

3° Enfin élimination du brome par la peau, d'où accidents cutanés, surtout chez les malades seborrhéiques, tels qu'acné parfois pastuleuse du dos, du visage, de la poitrine, dermites en placards, voire même ulcérations tenaces de la peau. Ces troubles sont d'intensité variable, le plus souvent supportables, parfois au contraire graves au point de déterminer de l'amaigrissement, de la cachexie, une dépression nerveuse allant jusqu'à l'hébétude. Certains malades présentent une susceptibilité particulière pour les sels de bromure. Tandis qu'on peut voir des comitiaux supporter sans trop d'ennuis des doses élevées, jusqu'à 20 ou 25 grammes même par jour, au contraire, chez d'autres épileptiques, des doses moyennes de 5 à 6 grammes par jour peuvent déterminer des accidents de bromisme très pénibles.

On a donc essayé de pallier à ces inconvénients, en donnant des antiseptiques intestinaux tels que salicylate de bismuth (2 grammes par jour), naphtol B (4 grammes par jour), benzoate de soude (0 gr. 10 par gramme de bromure). On a conseillé les divers traitements de l'acné depuis la pommade soufrée ou icthyolée jusqu'aux grands bains au permanganate de potasse destinés à désinfecter la peau (Féré).

On donnera des diurétiques, des purgatifs salins, le sulfate de soude en particulier, pour faciliter l'élimination du bromure, on prescrira des toniques de système nerveux, noix vomique, strychnine, pour modifier le tonus de l'encéphale, de la limonade chlorhydrique contre les troubles dyspeptiques.

Mais la seule médication efficace est, puisqu'il y a trop forte imprégnation bromurée de l'organisme, de diminuer ou même de supprimer la médication bromurée. On le fera au surplus *prudemment*, par palier, et, dans tous les cas, on remplacera, pour éviter l'apparition d'un état de mal, le bromure par un autre sédatif anticonvulsivant.

2. **MÉDICATION BORÉE.** — Le *borate de soude* a

été introduit dans la thérapeutique de l'épilepsie par Folsom et Gowers; son action sédative a été étudiée par Mairet, Féré, Manson, mais cela avec des résultats variables. Pour Manson, ce remède serait utile surtout dans les épilepsies nocturnes à tension artérielle abaissée. Féré, au contraire, qui a pu l'expérimenter sur une grande échelle dans son service de Bicêtre, a vu son usage déterminer l'apparition de troubles sérieux tels qu'alopécie, peau lisse, sèche, brillante, troubles dyspeptiques avec amaigrissement, tachycardie, néphrite, etc... J'ai pu moi-même constater dans son service, l'intensité de ces troubles de *borisme* qui avaient donc obligé Féré à délaisser le borate de soude.

Mais tout dernièrement MM. Marie et Crouzon ont attiré l'attention sur les avantages du traitement de l'épilepsie par le bore. Ils ont d'abord utilisé le tétraborate de soude puis, dans la suite, le *tartrate borico-potassique*. On donne chez l'adulte 2 à 3 grammes par jour de tartrate borico-potassique et 0,75 à 1 gramme chez l'enfant. Au surplus, on trouve maintenant des spécialités pharmaceutiques qui permettent d'instituer facilement le traitement de MM. Marie et Crouzon. Les doses précitées peuvent être augmentées sans danger puisque ce sel peut être employé comme purgatif à la dose de 20 à 30 grammes et qu'aux doses qu'ils conseillent, ces auteurs n'ont pas remarqué des signes d'intolérance, des signes de borisme. D'autre part, on obtient des résultats très heureux; les crises convulsives se transforment en formes frustes, en vertiges; les manifestations comitiales s'espacent.

« Il est intéressant, disent ces auteurs, de comparer les quantités réelles de brome et de bore contenues dans 3 grammes de bromure de potassium et 3 grammes de tartrate borico-potassique. 3 grammes de bromure renferment 2 grammes de brome ; 3 grammes de tartrate borico-potassique contiennent 0 gr. 155 de bore ; 15 centigrammes en regard de 2 grammes de substance active pour une action thérapeutique comparable ! » (*Presse Médicale*, 9 octobre 1920.)

Cette médication borée éviterait donc les manifestations cutanées ou psychiques du bromisme. On peut d'ailleurs l'associer à d'autres médicaments sédatifs comme le gardénal, la dialécétine, ou faire des cures alternées hebdomadaires de bromure et de tartrate borico-potassique.

3. MÉDICATION PAR LES HYNOPTIQUES DU GROUPE DES URÉIDES. — Dès 1912, on utilisait en Allemagne comme sédatif antiépileptique la phényléthylmalonylurée sous le nom de *luminal*. En 1913, Pécheux en France mentionnait des résultats favorables. Or, depuis 1918, l'attention des neurologistes français a été tout particulièrement attirée sur les avantages et les inconvénients de ce médicament fabriqué maintenant chez nous sous le nom de *gardénal*. Le gardénal français est donc le luminal allemand, la phényléthylmalonylurée. Parmi les nombreuses communications, il faut en particulier citer celles de Ravegeau, de Maillard, de Vincent, de Ducosté, de Wochsler, de Golla, de Perrens, de Divry, etc... J'ai moi-même depuis 1914 utilisé avec profit le luminal dans le traitement de l'épilepsie.

Qu'est-ce donc que le gardénal ? Parmi les hypnoptiques utilisés, il faut particulièrement citer ceux du groupement fonctionnel du groupe des uréides. La combinaison de l'urée, $CO(NH^2)$, avec l'acide malonique donne l'acide barbiturique ou malonylurée $CO(NH-OC)^2 CH^2$. Or on peut avoir des dérivés barbituriques jouissant de propriétés hypnotiques en remplaçant les deux atomes d'hydrogène par des radicaux hypnogènes. L'action de radicaux éthyle a donné l'acide diéthylbarbiturique ou véronal, $3CO(NH^2)C(C^2H^5)$; le radical allyle ($3H^5$) a donné le dial ou acide diallylmalonylurée; le radical phényl C^6H^5 a produit le luminal ou gardénal $3CO(NH^2)C(C^6H^5)$. On a également obtenu le diéthyldiallylbarbiturate de diéthylamine ou somnifène, le bromo-diéthylacétylurée ou nyctal, la dialacétine ou association du dial avec l'éther allyltique du paracet-aminophénol.

Or, tous ces composés ont un pouvoir hypnogène incontestable, mais certains présentent en outre un pouvoir anticonvulsivant indéniable. Cependant comme antiépileptique on a surtout utilisé le gardénal, je ne puis exposer que les résultats obtenus pratiquement avec ce médicament. Il est très probable toutefois que les autres sels tels que somnifène, dialacétine, nyctal, jouissent de propriétés semblables; il est même possible que la chimie mettra à notre disposition d'autres dérivés, composés uréides moins toxiques qui supprimeront les inconvénients de la phényléthylmalonylurée.

La dose efficace de gardénal est variable avec les individus; la dose quotidienne ordinaire peut être fixée cependant à 0 gr. 20 prise en deux fois, le matin et le soir, avec un liquide chaud. Maillard a pu donner jusqu'à 30 et même 40 centigrammes par jour, mais ces doses nécessitent une surveillance médicale rigoureuse. Au début du traitement, Raffegeau a vu survenir des céphalées, des vertiges, parfois une légère excitation psychique. Le malade devient plus irritable, plus coléreux, plus grincheux (Divry). Ces troubles paraissent disparaître assez rapidement; l'usage prolongé du médicament n'a pas d'action fâcheuse sur le tube digestif, les reins et le cœur; toutefois, chez certains malades, il a provoqué l'apparition d'érythème polymorphe soit urticarien, soit scarlatiniforme.

La phényléthylmalonylurée a une action surtout

anticonvulsivante motrice; sous son action les accès épileptiques convulsifs s'espacent, diminuent et de fréquence et d'intensité, et cela même chez des malades qui avaient été réfractaires à l'action du bromure.

Wechsler a obtenu la suppression des accès convulsifs dans 18 cas sur 58. Golla a étudié l'action du luminal sur 125 épileptiques; 36 seulement n'ont pas été améliorés; ont retiré un bénéfice surtout les malades à accès fréquents rapprochés.

De l'avis de la majorité des auteurs, le gardénal paraît avoir une action moins efficace sur les formes larvées, sur les équivalents psychiques. Cependant Wechsler, Divry, ont obtenu quelques bons résultats de ces formes frustes.

On a reproché à ce médicament de déterminer des troubles psychiques, tels que torpeur intellectuelle, impulsions, crises de colère, idées délirantes. Il en résulterait une diminution de l'activité cérébrale et du rendement cérébral qui peut être fort génante au point de vue social. Il en a été ainsi chez un de mes malades qui, à cause de cela même, fut obligé de suspendre le traitement; il le fit spontanément et paya cette imprudence de crises épileptiques fort violentes et très rapprochées. De même une autre de mes malades qui retirait un gros bénéfice du gardénal, se crut guérie et sans mon avis, suspendit l'usage de tout médicament sédatif; il en résulta un véritable état de mal pendant deux jours.

C'est là en effet le gros reproche adressé au gardénal. On a vu que la suspension du médicament était suivie rapidement d'un redoublement de l'intensité des crises; on a même rapporté des cas d'état de mal mortels. Il serait donc très imprudent d'abandonner l'usage du gardénal sans le remplacer aussitôt par celui d'un traitement bromuré intensif. Pour pallier aux effects nocifs psychiques déterminés par les doses trop fortes de gardénal, Ducosté a proposé d'associer la belladone à ce médicament ; cependant Divry a noté que les quelques essais qu'il a faits d'association de la belladone ou d'extrait thébaïque avec le gardenal ne lui ont pas paru modifier notablement le régime des accès. « Le gardenal est simplement un frénateur des crises comitiales, spécialement du grand mal ; il n'agit pas directement sur le psychisme fondamental de l'épileptique dont il laisse les traits saillants. » (Divry.)

Il est donc à conserver dans l'arsenal thérapeutique sédatif antiépileptique à côté du bromure et, comme il paraît surtout toxique par son élément phényl, il y a lieu d'espérer que les chimistes mettront à notre disposition d'autres composés de la série des uréides à zone de tolérance moins étroite et n'ayant pas les effets sur le psychisme qui sont reprochés à la phényléthylmalonylurée.

C'est ainsi que M. Launay a eu de bons résultats avec la dialacétine. La dialacétine est l'association du dial ou acide diallyl malonylurée et de l'éther allytique du paracétoaminophénol. La dose absorbée variait de 0 gr. 35 à 0 gr. 70 ; il a pu voir chez ses malades épileptiques que les grandes crises comitiales et les vertiges ont été très améliorés et cela sans répercussion fâcheuse sur le psychisme des malades.

4. AUTRES MÉDICAMENTS SÉDATIFS. — Je viens d'exposer avec les détails nécessaires les trois médications sédatives antiépileptiques les plus usitées. Mais les autres médicaments prônés comme antiépileptiques sont fort nombreux, car contre une maladie aussi vieille que le monde et d'une fréquence si grande on a mis en action une thérapeutique en apparence des plus riches et, il faut le reconnaître, bien pauvre en résultats certains. Je ne puis donc que signaler brièvement cette longue liste de médicaments anticonvulsivants.

Parmi les *végétaux*, on a eu recours aux anti-spasmodiques bien connus comme la *valériane*, le *datura*, la *jusquiame*, la *belladone*. A la suite des travaux de Trousseau, la *belladone* en particulier a été un moment fort utilisée et quelques auteurs, Gubler en particulier, ont publié des statistiques intéres-santes. La belladone ou son alcaloïde l'atropine peuvent agir sur le spasme vasculaire et tout der-nièrement Ducosté estimait qu'on pouvait l'adjoindre utilement au gardénal. Mais avec l'atropine on peut se heurter à des idiosyncrasies très marquées, trouver des malades qui ne peuvent supporter des doses minimes de belladone; or, d'autre part, il faut parfois arriver progressivement à des doses très élevées, jusqu'à 20 centigrammes d'extrait de belladone pour avoir des effets antispasmodiques, ce qui expose le malade à des accidents graves. Dans tous les cas, on pourra associer la belladone au bromure, surtout si le malade est atteint de constipation spasmodique.

L'opium a été utilisé par Flechsig et j'ai exposé plus haut la méthode de cet auteur.

On a également conseillé l'emploi du sulfate d'ésérine, alcaloïde de la Fève de Calabar, de la picrotoxine, alcaloïde de la Coque du Levant, de la pilocarpine, alcaloïde du Jaborandi.

Parmi les substances *minérales*, on a utilisé les sels *de zinc*, surtout le valérianate de zinc, l'oxyde de zinc en association avec la jusquiame et la valériane (pilule de Méglin). Certains auteurs prétendent avoir obtenu quelques résultats favorables par le traitement arsenical.

Plus intéressants au contraire au point de vue phy-siologique se présentent pour nous les sels de magnésie et de calcium.

En 1905 Meltzer a montré que l'application d'une solution de *sulfate de magnésie* sur la substance nerveuse, diminuait l'excitabilité du système nerveux à tel point qu'une injection intraarachnoïdienne de 0 gr. 06 provoquait chez le singe une anesthésie et une paralysie temporaire des membres inférieurs. Coleaterra a donc essayé les sels de magnésie comme sédatif antiépileptique en utilisant, soit le *sulfate de magnésie*, soit le *chlorure de magnésium* introduit par la voie sous-cutanée en solution à 20 °/₀. Sur 6 malades ainsi traités, il eut un résultat favorable sur 5 malades. On a également préconisé l'injection intraarachnoïdienne de 3 à 6 centimètres cubes de la solution à 20 °/₀.

De même les sels de *calcium* ont une action dépressive sur l'axe cérébro-spinal. Lieb, Sabbatini, Roncorini, Regoli, ont mis en évidence l'influence des sels de calcium sur l'excitabilité de l'écorce cérébrale. « On a d'abord prescrit les sels de calcium par la voie gastrique, puis on a utilisé la voie sous-cutanée au moyen de sérum calcique. » (Mairet.)

Je n'insiste pas davantage sur ces méthodes, certes fort intéressantes au point de vue physiologique, mais en pratique elles n'ont pas encore donné des résultats indiscutables. D'autre part, on ne saurait ériger en méthode thérapeutique journalière et cela pour plusieurs mois, plusieurs années même, une médication par injection sous-cutanée et *a fortiori* par injection dans les espaces sous-arachnoïdiens; le remède serait bientôt pire que le mal. En pratique, il convient donc, du moins pour l'instant, de s'en tenir, comme méthode sédative, d'abord à l'usage des bromures et ensuite, suivant les cas, à celui, soit des sels de bore, soit des antispasmodiques de la série des uréides.

CHAPITRE II

Les médications étiologiques.

Les médications étiologiques se proposent de guérir le syndrome épileptique en supprimant la cause qui provoque son apparition. C'est bien là la thérapeutique la plus rationnelle qui seule pourra être curative alors que la méthode sédative n'est que palliative et d'effet temporaire; supprimer la cause, c'est supprimer à jamais les effets.

Mais cette méthode curative nécessite une connaissance exacte des facteurs étiologiques et du mécanisme pathogénique de la variété d'épilepsie dont est atteint le malade. Poser les indications de cette médication, c'est préciser l'état morbide provocateur de l'épilepsie, en déterminer la nature, l'intensité, l'importance respective des divers facteurs étiologiques, et j'ai montré plus haut combien complexe se présentait parfois le problème à résoudre, nécessitant la mise en œuvre d'un sens clinique fin et avisé qui saura, parmi tous les facteurs possibles, reconnaître celui qui est vraiment responsable de l'apparition du syndrome épileptique.

1. **Les épilepsies symptomatiques.** — C'est dire que les médications étiologiques sont aussi nombreuses que les causes qui peuvent créer le syndrome épileptique. A chaque variété d'épilepsie symptomatique correspond un traitement étiologique spécial.

Une épilepsie réflexe nécessite la suppression de la cause irritante épileptogène, corps étrangers de l'oreille, affection du nez, helminthiase intestinale, etc., et de fait on a obtenu ainsi des guérisons définitives d'accès épileptiformes.

Une épilepsie provoquée par une intoxication exogène, alcool, plomb, etc., pourra être améliorée par le traitement de l'alcoolisme, du saturnisme, etc.

Une épilepsie par trouble circulatoire artériel ou cardiaque, pourra bénéficier des traitements qu'on jugera indiqués contre ces derniers. Une épilepsie syphilitique sera traitée par une médication antisyphilitique énergique, une épilepsie urémique éclamptique par la thérapeutique de l'urémie, de l'éclampsie puerpérale, etc...

Bref, chaque épilepsie dite symptomatique nécessite une thérapeutique spéciale, spécifique, parfois complexe et vraiment il ne saurait être question, dans cet ouvrage, d'exposer toutes ces médications si variées qui englobent la plus grande partie de la pathologie médicale. A cette médication étiologique s'adjoindra, si besoin est, la médication sédative qui s'adresse à toute épilepsie, quelle qu'en soit la cause, médication que j'ai exposée plus haut.

II. L'épilepsie essentielle. — Mais il me paraît au contraire intéressant d'examiner s'il existe une médication étiologique de l'épilepsie dite commune, de l'épilepsie essentielle. La méthode sédative n'est en effet que palliative; l'épileptique commun est obligé d'absorber longtemps sa dose suffisante de bromure, de gardénal ou de tartrate borico-potassique. Il est l'esclave de son traitement et il est tout indiqué de rechercher à le faire profiter d'une médication curative.

Pour parvenir avec certitude à ce but, il serait indispensable de connaître la nature exacte de l'épilepsie essentielle. Or j'ai montré plus haut que les théories pathogéniques de l'épilepsie commune n'étaient pas complètement satisfaisantes. On ne peut donc écrire encore un chapitre de médication curative de cette forme de mal comitial ; mais cependant il est intéressant de noter les résultats obtenus, d'autant mieux que les essais thérapeutiques peuvent fort bien nous permettre de découvrir la nature exacte de l'épilepsie, *naturam morborum curationes ostendunt*, disaient les anciens.

A. MÉTHODES CHIRURGICALES. — Les interventions chirurgicales dirigées contre l'épilepsie essentielle se proposent, soit d'agir directement sur l'écorce cérébrale par la trépanation, soit de modifier la circulation cérébrale par la section du sympathique cervical ou la ligature de l'artère vertébrale.

I. **Trépanation.** — « Sous le couvert de l'antisepsie et à la faveur de ce renouveau dont le trépan est l'objet, la clinique reprend contre l'épilepsie essentielle l'intervention de l'époque préhistorique et des empiriques arabes. » (Forgue et Reclus.) Et en effet, l'antisepsie ou mieux l'asepsie, permet d'aborder avec le minimum de risque l'écorce cérébrale, de faire des craniectomies, d'inciser les méninges, de mettre à nu l'écorce cérébrale, d'explorer même électriquement cette dernière sans danger de méningite secondaire infectieuse. D'autre part, j'ai indiqué plus haut que la médecine expérimentale avait permis de vérifier l'excitabilité de l'écorce cérébrale et de diviser cette écorce en une série de territoires physiologiquement distincts ; j'ai dit également que la pathologie humaine avait pu ainsi mettre au point tant la symptomatologie que la pathogénie de l'épilepsie partielle ou épilepsie Bravais-Jacksonienne, montrer qu'à chaque forme clinique de cette dernière correspondait le plus souvent une lésion irritative de tel territoire bien localisé de l'écorce cérébrale. Le chirurgien avait donc l'espoir de mettre à nu du premier coup, sans craniectomie trop étendue, la région malade du cerveau, de vérifier *de visu* l'état de l'écorce cérébrale, d'exciter même cette dernière par un courant électrique lui permettant de provoquer à volonté une crise d'épilepsie partielle et dès lors, certain qu'il a sous son bistouri, la zone excitable corticale épileptogène, ce chirurgien pourra peut-être, par excision de cette zone, supprimer à jamais l'épilepsie, même au prix de symptômes de déficit causés par cette excision.

Épilepsie partielle. — D'une manière générale, l'intervention chirurgicale est donc *a priori* indiquée dans toute épilepsie partielle qui a résisté à la thérapeutique médicale et qui paraît dépendre d'une altération cicatricielle localisée de l'écorce cérébrale. Il ne viendra pas à la pensée de faire pratiquer d'emblée une craniectomie chez un malade atteint d'épilepsie partielle syphilitique avant d'avoir essayé toute la série des médications antisyphilitiques tandis que l'on discutera d'emblée l'intervention chirurgicale en présence d'un mal comitial causé par un traumatisme cranien, une tumeur cérébrale qui pourront comprimer et irriter l'encéphale. La collaboration étroite du chirurgien et du neurologiste est indispensable car c'est de la discussion de leur point de vue respectif que découlera la décision de l'intervention chirurgicale.

Épilepsie traumatique généralisée. — J'ai dit la fréquence des épilepsies traumatiques partielles ou généralisées par armes à feu. Faut-il donc intervenir chirurgicalement? Il faut distinguer l'épilepsie partielle de l'épilepsie généralisée, dans l'épilepsie partielle l'intervention paraissant toujours plus indiquée que dans la forme généralisée. Un certain nombre de facteurs doivent être examinés avec soin. En premier lieu, la fréquence et l'évolution de la maladie me

paraissent un facteur important. Il est évident que si
malgré un traitement sédatif le malade voit son état
s'aggraver, que si les crises deviennent plus nombreuses, plus intenses et plus longues, au point de
donner naissance parfois à de petits états de mal, il y
a tout lieu de le faire profiter d'une intervention
chirurgicale. En présence d'une épilepsie généralisée,
on sera plus tenté d'intervenir, si la forme généralisée a été précédé pendant un certain temps d'épilepsie partielle, car nous saurons ainsi où localiser
la cicatrice du cerveau épileptogène et par suite où
faire porter la couronne du trépan.

L'intervention sera parfaitement indiquée lorsqu'on
soupçonnera l'existence de causes épileptogènes,
extra ou juxta-corticales, telles qu'enfoncement de
l'os cranien, exostose, corps étranger, plaque de
méningite. Dans ce cas on peut espérer enlever l'agent
épileptogène sans créer une cicatrice cortico-encé-
phalitique. Au contraire, l'intervention est très discutable en présence d'une lésion d'encéphalite, d'un
corps étranger intracérébral. A moins de créer, par
une ablation très large de la substance nerveuse, des
symptômes de déficit graves ou du moins sérieux, le
chirurgien ne sait pas exactement l'étendue en surface
et en profondeur de ce tissu inflammatoire cérébral,
de cette cicatrice conjonctivo-névroglique consécutive
à la lésion du cerveau. Le cerveau en mains, il nous
est impossible à l'œil nu de préciser les limites du
mal; *a fortiori*, sur le vivant, sur un cerveau qui, mis
à nu, saigne parfois, est-il fort difficile de dire si le
bistouri, pour ne pas aller en aveugle, coupe un tissu
cérébral sain ou un tissu cérébral malade. Peut-on
être d'ailleurs sûr que cette excision chirurgicale,
même aseptique, ne va pas donner lieu à une cicatrice
glieuse qui continuera à être une épine épileptogène?
J'estime donc que le chirurgien a le droit et le
devoir de se rendre compte de l'état du cerveau, il

pourra aseptiquement agir efficacement sur la paroi cranienne, en supprimer les exostoses, modifier la symphyse méningée, mais il sera très prudent, aussitôt qu'il agira sur l'écorce cérébrale et s'il ne se trouve pas en présence d'une cicatrice nette, bien limitée de l'écorce cérébrale et de la substance nerveuse sous-jacente.

On ne doit jamais parler de guérison absolue sans que le malade ait été observé pendant plusieurs mois car nous savons que spontanément, mais surtout après une craniectomie, les crises peuvent disparaître pendant un certain temps pour survenir à nouveau plus tard. A défaut de guérison absolue, on peut avoir des améliorations si l'intervention a été bien réglée et prudente. Les résultats d'avant la guerre, pour les traumatismes simples, étaient assez favorables (65 °/₀ de résultats favorables). Ils sont moins bons pour les blessés de guerre, étant donné la fréquence des lésions cicatricielles intracérébrales. Il ne faut point être pessimiste, mais, du moins avant d'intervenir, il est nécessaire de bien discuter toutes les indications d'intervention et, celle-ci décidée, d'être prudent si la lésion se révèle intracérébrale et mal limitée.

Épilepsie essentielle. — Si la question de l'intervention chirurgicale de l'épilepsie généralisée traumatique n'a pas encore reçu une solution définitive, *a fortiori* en est-il de même de la valeur de la craniectomie dans l'épilepsie dite essentielle.

Il faut d'abord savoir poser avec discernement les indications d'intervention. Ne me paraissent en effet justiciables de la possibilité d'intervention chirurgicale que certaines formes d'épilepsie essentielle qui répondront aux conditions suivantes : a) absence d'hérédité vésanique lourde ; b) absence de signes indiquant des lésions diffuses ou intenses de l'écorce cérébrale, tels que paralysie, déficit intellectuel, stigmates physiques prononcés de dégénérescence ; *c)* fréquence marquée de signes comitiaux et inefficacité du traitement médical ; *d)* existence soit d'auras préconvulsives, soit de phénomènes de déficit post-convulsifs, remplissant le rôle de *signal-symptôme* et permettant par suite de supposer l'existence d'une épine épileptogène au niveau de l'écorce cérébrale et de localiser avec précision cette lésion.

Ces conditions me paraissent nécessaires, car une craniectomie avec incision de la dure-mère fait courir un risque certain au malade soit immédiatement, soit tardivement en exagérant même les crises. Non seulement on n'est pas sûr de guérir, mais même d'améliorer le malade ; on peut au contraire aggraver son état ; avant de prendre toute décision d'intervention, il est donc indispensable d'avoir examiné avec méthode et discernement le problème des indications opératoires.

Certains auteurs ont cru que la crise comitiale était le résultat d'une crise d'hypertension du liquide céphalo-rachidien cérébral. Ils ont proposé de faire une véritable soupape de sûreté par une craniectomie décompressive. Quelques chirurgiens sont allés plus loin ; par l'étude de l'aura préconvulsive, ils essaient de localiser sur le cerveau le siège cortical de l'épine épileptogène, ils mettent à nu cette portion de l'écorce cérébrale ; par son excitation électrique, ils vérifient que ce point cortical mis à nu est bien le point de départ de l'aura et, dès lors, ils font une *excision* de cette partie de l'écorce. Si l'excision est assez minime, les phénomènes de déficit qu'elle provoque, comme parésie motrice, anesthésie, s'améliorent avec le temps. Au lieu d'exciser la substance nerveuse, on peut faire une *section sous-corticale* des fibres nerveuses de projection de telle zone corticale épileptogène. Quelques chirurgiens ont apporté des cas favorables, mais, cependant, en présence des faits négatifs nombreux, on peut conclure que l'intervention chirurgicale ne doit être discutée que dans certaines formes d'épilepsie généralisée essentielle.

2° **Autres procédés chirurgicaux.** — Partant de ce principe que la crise comitiale était la conséquence de troubles circulatoires de l'encéphale, en particulier du bulbe, certains auteurs ont pratiqué la ligature des artères vertébrales (Alexander, Jackson, Chalot) et même des carotides (Preston, Hamilton) ; ce procédé compte aujourd'hui peu de partisans.

Alexander, en 1883 a proposé le premier la section du sympathique cervical, afin d'agir ainsi sur la circulation vasomotrice du bulbe. Cette méthode a été appliquée par Baracz, Bogdanik, Donath, Jaboulay, Chipault, Jonnesco surtout. L'intervention consiste à réséquer, soit d'un côté du cou, soit des deux côtés, la chaîne du sympathique cervical avec ses ganglions. Les résultats définitifs sont variables. En 1878, Jonnesco apportait une statistique de 45 cas comprenant 25 résultats définitifs dont 10 guérisons, 6 améliorations, 6 morts et 3 insuccès. Sur 18 cas, Chipault note seulement 5 améliorations. Ricard, Gley, Dejerine, Souque, ont apporté des faits défavorables à la méthode. Herbet, dans son travail sur le *sympathique cervical*, se montre très réservé et très prudent dans les résultats définitifs d'autant plus que l'intervention n'a pas toujours porté exclusivement sur des cas d'épilepsie essentielle. « Admettons qu'il soit encore prématuré de parler de guérisons, il semble cependant qu'à la suite de la sympathicectomie, on ait observé de réelles et durables améliorations. Sans tenir toutes les promesses qu'en faisaient espérer ses promoteurs, la sympathicectomie peut peut-être néanmoins rendre des services. Nous comprenons que, dans une maladie aussi sérieuse que l'épilepsie, quand tous les traitements médicaux ont échoué, on propose la section du sympathique, opération qui en somme est bénigne et ne fait courir aucun danger sérieux au malade. »

B. MÉDICATIONS MÉDICALES. — Les médications médicales qui se proposent, sinon de guérir, du moins d'améliorer l'épilepsie essentielle dérivent forcément des théories imaginées par les auteurs pour expliquer l'apparition du mal comitial.

1° **Opothérapie.** — On a essayé tour à tour l'opothérapie ovarienne, testiculaire, thyroïdienne, suivant que l'on soupçonnait à la base de l'épilepsie une insuffisance de l'ovaire, du testicule, du corps thyroïde. A vrai dire, ces médications n'ont jamais guéri l'épilepsie. Mais du moins elles peuvent avoir une influence heureuse sur l'état général du malade et contribuer à l'amélioration.

Toulouse et Marchand signalent que l'opothérapie ovarienne a eu un heureux effet sur les épileptiques dysménorrhéiques.

L'action de l'opothérapie thyroïdienne paraît encore plus évidente d'après les travaux d'Hertoghe, de Jeandelize, de Browning, de Cerf, de Lévy, de Pioche, de Parhon, surtout si le malade présente des signes d'hypothyroïdie. L'opothérapie thyroïdienne ou hypophysaire, prudemment conduite, est sans danger et j'ai comme pratique de l'essayer toujours dans l'épilepsie essentielle de l'enfance ou de l'adolescence en association avec les autres méthodes sédatives.

2° **Vaccination non spécifique.** — L'idée d'utiliser l'injection de toxines comme agent antiépileptique est née de cette constatation, que j'ai déjà signalée, que certaines maladies aiguës interrompent les attaques comitiales ; d'autre part, on sait que certaines toxines ont des propriétés neurotoxiques, c'est-à-dire ont une action élective nocive sur l'axe cérébro-spinal, par exemple la rage, le venin du crotale.

a) *Rage.* — En 1891 on vit que trois épileptiques

soumis au traitement antirabique eurent, après ce traitement, des améliorations très manifestes. En 1893, Giovanni publia un cas semblable. Ainsi donc en 1914, Nikitine, a essayé, comme traitement antiépileptique, la vaccination antirabique ; cette vaccination déterminerait trois phases : 1° phase de latence ; 2° phase d'aggravation des crises ; 3° diminution des crises. Mais Zavalischina et Sokalesky ont en 1914 traité 68 cas sans résultats positifs.

b) *Venin de serpent.* — En 1906, Self rapporte l'observation d'un épileptique dont les crises disparurent complètement à la suite d'une morsure de crotale. Ralph Spangler de Philadelphie eut alors l'idée de traiter les comitiaux par la crotaline ; il l'a expérimenté avec succès ainsi que Fackenheim, Mays et J. Woodniff.

En 1914, Calmette et Megie ont rapporté à l'Académie des Sciences le résultat très intéressant de leurs essais. Le venin sec de *Crotalus Adamenteus* est dissous dans le sérum physiologique, filtré à la bougie et injecté par la voie intramusculaire à la dose de 0,3 à 15 milligrammes deux fois par semaine à la face externe du bras. On a un œdème blanc local dur et douloureux qui dure 4 à 5 jours. Les auteurs n'ont jamais constaté de choc anaphylactique, ni trouvé au surplus formation d'anticorps en utilisant pour le rechercher la méthode de déviation du complément. Les résultats ont été en somme favorables. Il n'y a jamais eu aggravation du mal comitial et bien souvent les crises ont diminué de fréquence. Ainsi la malade G... avait en 1911 avant le traitement 648 crises et en 1912 pendant le traitement 170 crises, Marie 326 crises avant le traitement et 144 pendant, de même Louis avait 577 crises avant le traitement et 221 seulement pendant.

Pour Erlenmeyer, la crotaline agit surtout sur la coagulabilité du sang qui est diminuée ; or, dit-il, les hémophiles ne deviennent jamais épileptiques. Spangler, Mays, au contraire croient à une action directe de la crotaline sur le système nerveux. Fackenheim admet une action à la fois sur le système nerveux et sur la composition du sang. Faut-il au contraire admettre que sous cette influence l'organisme fabrique des anticorps antineurotoxiques qui neutraliseraient une neurotoxine épileptogène hypothétique? Cependant, il faut signaler contre cette hypothèse que Calmette a cherché en vain des anticorps chez ses malades. Il est donc plus probable que la crotaline, corps neurotoxique, agit directement pour diminuer l'excitabilité convulsive de l'axe cérébro-spinal.

3° **Sérothérapie.** — Guiraud, dans une série d'études fort intéressantes, a émis l'hypothèse que si l'épilepsie est provoquée par une véritable autoneurotoxine, les sérums antineurotoxiques déjà connus comme le sérum antitétanique ou le sérum antivenimeux pourraient avoir une action favorable. « Nous avons obtenu, dit-il, chez les épileptiques des résultats encourageants par des injections de sérum antitétanique. »

Vires a utilisé, avec un certain succès, le sérum antidiphtérique. Ceni, enfin, croyant à l'existence de toxine épileptique, a essayé de vacciner des animaux par l'injection de sérum d'épileptique; mais le sérum de ces animaux prétendus ainsi immunisés, ne s'est pas montré curateur. Ceni s'est dès lors contenté d'injecter aux épileptiques, soit leur propre sérum, soit celui d'autres malades épileptiques. Guidi, Mazzei, Tiengo, prétendent avoir obtenu ainsi des résultats favorables; mais Roncoroni, Sala et Calota n'ont eu que des résultats négatifs. Sicard et Gutman ont également essayé l'autohémothérapie chez deux comitiaux; or la sédation thérapeutique recherchée a été à peu près nulle.

En réalité, il ne saurait être question ici de sérothérapie à proprement parler, l'injection de sérum pouvant déclancher un choc colloïdo-clasique, un choc protéique. Peut-être pourra-t-on espérer, si l'on admet que l'épilepsie est parfois la conséquence d'un choc protéique, que l'on pourra vacciner l'épileptique contre cette action colloïdo-clasique par des chocs protéiques atténués et répétés.

4° **Électrothérapie.** — On a utilisé les courants faradiques et les courants continus galvaniques. Certains auteurs ont conseillé d'appliquer les deux pôles sur le crâne soit dans le sens antero-postérieur, soit dans le sens transversal (Althaus) pour faire passer un courant continu. Cette façon d'agir me paraît critiquable, car on provoque ainsi, par action sur les canaux semi-circulaires de l'oreille interne, des sensations vertigineuses fort pénibles, un véritable vertige dit galvanique.

Baudalari et Sgobbo ont proposé d'agir sur le sympathique cervical par les courants continus. Tout dernièrement Hartenberg a préconisé à nouveau cette galvanisation avec la technique suivante : le malade s'assied sur une plaque qui est l'électrode négative, c'est-à-dire correspondant au pôle négatif ; l'électrode positive active est appliquée en collier sur le cou ; on fait alors passer un courant continu que l'on monte progressivement jusqu'à 50 millimètres et cela pendant une demi-heure ; on fait cette séance tous les deux jours. Il est encore impossible d'être fixé sur la valeur exacte de cette méthode.

5° **Suggestion.** — L'épilepsie n'est pas justiciable de la suggestion hypnotique.

On le voit, nous ne possédons pas encore une médication curative de l'épilepsie commune essentielle. Pour y parvenir, il faudrait connaître la nature et le mécanisme pathogénique de cette forme d'épilepsie et j'ai exposé plus haut combien insuffisantes à ce point de vue étaient encore nos connaissances, de telle sorte que nous en sommes encore réduits à la traiter par des médications palliatives sédatives qui s'adressent plutôt au syndrome qu'à la cause même.

CHAPITRE III

Régime et hygiène des épileptiques
LE MARIAGE DES ÉPILEPTIQUES

Le traitement rationnel de l'épilepsie doit se proposer, non seulement de modifier l'hyperexcitabilité cérébrale par les médications que je viens d'étudier dans les précédents chapitres, mais également de supprimer tout ce qui peut, dans les conditions de la vie de l'épileptique, augmenter, accroître cette hyperexcitabilité nerveuse ou donner naissance à des intoxications, exo ou endointoxications, provoquant ou du moins favorisant l'apparition du syndrome comitial.

J'aurai surtout en vue l'épilepsie commune dite essentielle, puisqu'ici le syndrome épileptique se présente dans sa forme la plus pure, sans adjonction de lésions graves d'organes autres que le cerveau. Certes, toute épilepsie symptomatique, quelle qu'en soit sa cause, bénéficiera de l'observance rigoureuse des règles que je vais indiquer, mais en outre chaque variété d'épilepsie symptomatique commandera une hygiène spéciale en rapport avec sa pathogénie. Je veux dire que pour lutter contre une épilepsie alcoolique, une épilepsie saturnine, une épilepsie syphilitique, une épilepsie d'origine vasculaire avec hypertension, etc., il serait nécessaire, non seulement de suivre les principes d'hygiène s'appliquant à tout mal comitial, mais en outre d'y adjoindre toutes les pratiques d'hygiène désignées contre l'alcoolisme, l'intoxication saturnine, la syphilis, l'hypertension vasculaire, etc. On comprend donc qu'en ce qui concerne ces épilepsies symptomatiques je ne puis entrer dans le détail de ces règles spéciales à chacune d'entre elles et qu'ici je n'étudierai que ce qui est commun à toutes, c'est-à-dire l'hygiène de l'épilepsie proprement dite et plus particulièrement de l'épilepsie commune ou essentielle.

1. **Alimentation.** — On doit s'efforcer d'atteindre plusieurs buts : éviter les aliments nuisibles, soutenir cependant les forces du malade, enfin favoriser l'élimination des toxines et des déchets.

J'ai montré plus haut qu'il existait des épilepsies toxiques causées par des poisons ; les uns sont introduits par l'alimentation, venus du dehors, ils sont dénommés par suite exogènes, et l'alcool en est le type. Les autres prennent naissance dans l'organisme lui-même, et sont dénommés par suite endogènes ; ce sont des poisons élaborés dans le milieu intestinal, absorbés par l'intestin et non détruits ou fixés par le foie, soit qu'ils furent de qualité trop toxique ou de quantité trop considérable, soit que la fonction antitoxique du foie ait fléchi. Il faut donc en premier lieu, éviter l'apport ou la formation de ces corps toxiques, convulsivants ; il faut ensuite éviter tout régime qui pourra porter atteinte soit à la fonction antitoxique du foie, soit à la fonction d'élimination des reins. En outre, obligé de suivre pendant fort longtemps un traitement médicamenteux parfois intense, surtout si ce traitement consiste dans l'absorption de fortes doses de bromure, le malade est exposé à l'apparition de gastrites médicamenteuses. Pour toutes ces raisons multiples, aussi importantes les unes que les autres, l'épileptique doit obéir à des règles strictes qui vont commander son hygiène alimentaire.

En premier lieu, il évitera toutes les boissons excitantes du cerveau, café, thé et surtout boissons fermentées, alcools, liqueurs, apéritifs, vulnéraire, etc. Que l'on veuille bien se rapporter à tout ce que j'ai écrit plus haut sur l'action couvulsivante de l'alcool et des diverses essences renfermées dans les liqueurs ou les apéritifs et l'on comprendra sans peine que l'alcool soit un véritable poison pour l'épileptique, poison qui pourra provoquer l'apparition de troubles convulsifs, créer des lésions graves du cerveau, accélérer la marche de la démence, favoriser et aggraver les manifestations psychiques. L'alcool, sous toutes ses formes, même le vin coupé d'eau, doit être interdit aux épileptiques ; *le comitial doit être un buveur d'eau*, autant pour son cerveau que pour son foie. Au café et au thé, il préférera les infusions chaudes, de camomille, de verveine, de tilleul, etc., prises après le repas.

On ordonnera un régime alimentaire réduisant au minimum les fermentations putrides intestinales et par suite respectant au maximum la fonction antitoxique du foie. On prohibera le gibier faisandé, les salaisons, la charcuterie, les conserves, les poissons de mer transportés à longue distance, la triperie, les viandes d'animaux trop jeunes, agneau, chevreau, veau de lait, les coquillages, les crustacés, écrevisses, langoustes, etc., les condiments tels que poivre, piments, etc... On permettra l'usage des œufs en petite quantité, des viandes fraîches, rouge ou blanche, bœuf, mouton, veau, cochon, volaille, gibier très frais, poisson de rivière ou de mer très frais ; on conseillera le lait et les laitages, tous les légumes verts ou farineux, à l'exception de l'oseille, les fruits sucrés très mûrs, les fruits cuits et confitures, les fruits secs tels qu'amandes, noisettes, figues, raisins secs, les salades peu assaisonnées, les entremets, les gâteaux non feuilletés.

Les auteurs ont montré que la crise était parfois, chez certains épileptiques, provoquée par l'absorption de certains aliments; Pagniez par exemple a montré que chez un épileptique l'absorption du chocolat était suivie d'une crise. Il sera donc utile, lorsqu'un comitial a une crise, d'étudier avec soin le régime alimentaire de la veille, ou de la journée même, afin de voir si par hasard quelque écart de régime, quelque aliment particulier n'est pas la cause de l'apparition de la manifestation comitiale.

Tous les aliments seront au surplus préparés très simplement; les viandes seront prises rôties ou grillées, les légumes cuits à l'eau et assaisonnés ensuite avec un corps gras frais non cuit tel qu'huile fraîche, beurre frais... La haute température décompose en effet les corps gras, détermine la formation d'acides, en particulier l'acide acrylique qui est irritant pour la muqueuse de l'estomac. On évitera donc les graisses cuites, les ragouts, les sauces compliquées, les fritures, les viandes braisées.

Les repas seront pris très régulièrement. D'une manière générale, le régime sera surtout végétarien, comportant un seul plat de viande pris à midi. Cependant si l'épileptique mène un genre de vie nécessitant une dépense de force physique, on pourra lui permettre deux plats de viande par jour. Au surplus, il se pèsera souvent et il verra ainsi si le régime habituel lui fournit le nombre de calories indispensables et pour son état constitutionnel et pour le genre de vie qu'il mène.

On surveillera les fonctions gastro-intestinales. D'une manière générale, le régime que je viens d'indiquer évitera l'apparition de troubles dyspeptiques. Cependant, si l'usage de doses intenses de bromure paraît provoquer des altérations de l'évacuation de l'estomac, il y aura lieu de donner, soit une médication apéritive avec acide chlorhydrique si l'on estime que le bromure détermine un fléchissement de la sécrétion chlorhydrique de la muqueuse gastrique, soit au contraire quelques alcalins, magnésie, craie préparée, etc., absorbés deux heures après le repas s'il y a retard douloureux de l'évacuation gastrique par début de gastrite médicamenteuse. On luttera contre la constipation avec la belladone, l'huile de parafine, les laxatifs usuels, etc. Autrefois, surtout en présence d'accidents cutanés bromiques, on ordonnait volontiers au malade des antiseptiques intestinaux tels que benzonaphtol... Nous préférons modifier la flore intestinale en ordonnant un régime alimentaire approprié associé à des ferments lactiques, en agissant sur les troubles de dyspepsie intestinale, en régularisant le transit des aliments dans l'intestin par des médicaments soit modérateurs, soit accélérateurs du péristaltisme intestinal suivant le cas présenté par le malade.

Si le malade est obligé de suivre un traitement bromuré intensif, on pourra éviter les accidents de bromure, en particulier l'acné du visage, et diminuer la dose nécessaire de polybromure en utilisant la méthode de déchloruration de Richet et Toulouse que j'ai exposée plus haut à propos du traitement bromuré. On peut mettre le malade au régime lacté pur ou au régime lacté-végétarien. Mais il se plaindra parfois assez vite d'une sensation de fatigue générale, de dépression qui rendra difficilement acceptable un régime aussi sévère devant être suivi des mois entiers. Il sera préférable, par suite, de le mettre au régime hypochloruré qui n'apporterait environ que 5 grammes de sel par jour. Voici donc un tableau indiquant par 100 grammes d'aliments leur teneur en sel.

Œufs	1 gr. 66	Viande crue . . .	1 gr.
Farine.	0 gr. 17	Fruits	0 gr. 20
Haricots	0 gr. 90	Riz	0 gr. 02
Pommes de terre.	0 gr. 57	Lait (au litre). . .	1 gr. 57
Pois.	0 gr. 65		

On sait ainsi qu'on peut composer des menus suffisants pour le malade, à condition de prendre du pain sans sel. La cuisine sera faite sans sel, mais l'épileptique aura à sa disposition 5 grammes de sel environ par jour.

Enfin, il conviendra de faciliter l'élimination urinaire par des diurétiques légers tels que tisane de chiendent, de stigmates de maïs, etc... De même de temps à autre il convient de faire une cure de désintoxication ainsi comprise. On purgera le malade avec du sulfate de magnésie; on le mettra pendant 5 ou 6 jours à un régime strictement lacto-végétarien et on lui fera prendre le matin une cuillerée à café d'un mélange à parties égales de sulfate de soude, de phosphate de soude et de citrate de soude délayée dans un grand verre d'eau. Parfois, il sera utile de stimuler le foie par le boldo.

Ce régime alimentaire paraît sévère. Les malades cependant s'en accommodent fort bien. Avec lui, ils réduiront au minimum l'intoxication d'origine intestinale, ils assureront un fonctionnement régulier du foie et des reins, ils mettront leur estomac en état de supporter, sans crainte de dyspepsie grave médicamenteuse, les divers traitements sédatifs anti-épileptiques.

2. **Hygiène générale.** — L'épileptique doit mener une vie très régulière. Il vivra autant que possible au grand air, à la campagne, évitant les fatigues, le surmenage cérébral, les émotions inévitables de la grande ville. Il ne fumera pas, car le tabac a une action sur la circulation cérébrale. Il évitera tout ce

qui peut déterminer une poussée congestive cérébrale, par exemple aller la tête nue au soleil, travailler le soir sous une lumière trop chaude et les pieds au froid, séjourner dans un lieu enfermé comme café, cabaret. Il fuira toute occasion d'émotion vive, discussion, représentations théâtrales, etc... Il consacrera la plus grande partie de son temps à des occupations ou des distractions corporelles pour éviter un excès de travail cérébral.

L'hydrothérapie sous la forme de bains tièdes ou de douches tièdes seront ordonnés très utilement surtout en présence d'acné bromique.

Le choix d'une profession est toujours délicat. On partira de ce double principe : utilité d'une vie à la campagne et d'un repos cérébral. On proscrira par suite chez l'enfant épileptique des études nécessitant un effort cérébral continu et intensif. On le dispensera d'heures d'étude trop longues, d'efforts de mémoire trop intenses, de réflexions trop soutenues. On saura que, malade, il peut avoir des tournures de caractère pathologiques que l'on ne saurait modifier par la méthode habituelle, par la pédagogie courante. Sa responsabilité est parfois en effet diminuée; ainsi, en psychologues avertis, les parents sauront remédier aux tendances vicieuses, à la propension au mensonge, aux perversions sexuelles, à l'onanisme, par une méthode faite de douceur alliée à l'énergie voulue, la main de fer sous le gant de velours. On ne dirigera pas autant que possible l'enfant vers une profession dite libérale, l'exposant à un travail cérébral.

Les professions agricoles seront choisies de préférence ; elles donneront au malade cette atmosphère calme, sans émotion, où doit vivre le grand épileptique.

On sait que l'accès comitial peut survenir brusquement, à l'improviste du malade, l'exposant ainsi à des complications fâcheuses. La simple prudence conseillera donc de les réduire au minimum, surtout si les accès se reproduisent à intervalles assez rapprochés. Pour cela, le malade, autant que possible, ne dormira pas seul dans une pièce. Il ne fera pas usage d'oreiller, ou du moins se servira d'un oreiller en crin afin d'éviter un étouffement possible si dans une crise il enfouissait son visage dans un oreiller trop mou. Dans la journée, il évitera les occupations qui pourraient être fort dangereuses en cas de crise, monter sur une échelle, sur un mur... monter à cheval, nager, conduire une automobile, etc... Dans tous les cas, s'il veut se livrer à ces occupations ou ces distractions, il ne le fera qu'accompagné d'une personne avertie qui pourra le surveiller et lui porter aide au besoin. *A fortiori*, doit-il éviter de prendre une profession l'exposant à des accidents graves, professions telles que couvreur, conducteur d'automobiles, mécanicien de locomotives, chauffeur, ouvrier d'atelier avec machines à courroie, etc. Il me paraît inutile de multiplier ces exemples.

De même, l'épileptique ne choisira pas une profession l'exposant à être atteint en public d'une crise comitiale, par exemple celle de magistrat, d'avocat. Certes, on voit combien le malheureux épileptique a sa liberté d'action limitée par son mal, mais des règles aussi absolues, aussi radicales, ne s'appliquent qu'aux malades atteints de crises assez fréquentes.

3. Mariage des épileptiques. — C'est là une question importante en pratique parce qu'elle est bien souvent posée au médecin par les malades; c'est une question d'autant plus grave, qu'elle pose le redoutable problème de l'hérédité de l'épilepsie.

D'une manière générale, les auteurs n'hésitent pas à interdire le mariage aux comitiaux. « Si le malade est épileptique, dit Legrand du Saule, il continue nécessairement le traitement qui a réussi à faire taire sa névrose et alors pour peu qu'il dépasse 5 ou

9 grammes de bromure par jour, il est frigide et n'a presque plus d'érection pendant la durée nécessairement très longue de la médication. Froissé et affligé, il supprime alors le médicament, récupère ses aptitudes viriles, renoue ses relations sexuelles avec sa femme et redevient épileptique. Il reprend du bromure, ne retombe plus, mais redevient impuissant. Lorsque la névrose comitiale a été l'apport de la femme, l'usage du sel bromique entretient souvent une fétidité d'haleine qui amène de la part du mari de la froideur, de l'éloignement, du dégoût; la femme cesse son traitement, elle ne tarde pas à reconquérir la tendresse de son mari, mais une attaque survient, la médication bromurée est reprise aussitôt, la crise ne se reproduit pas, l'haleine redevient fétide et le mari s'éloigne de nouveau. » Voilà donc le tableau peu attrayant d'un ménage d'épileptique. On ajoute à cela l'insuffisance néfaste de l'hérédité sur la postérité, la possibilité de la transmission aux enfants, sinon du mal comitial lui-même, mais presque toujours du moins d'un état psychopathique allant de la névrose simple à la psychose la plus nette. A l'appui de cette théorie, on apporte des statistiques au premier abord fort impressionnantes, statistiques que j'ai au surplus exposées plus haut au chapitre consacré à l'épilepsie essentielle. On pourrait dire à la jeune fille épileptique : jeune fille, pas de mariage ; femme, pas d'enfant.

Mais, à cause de son importance sociale, la question doit cependant être examinée avec soin. Certes, on ne saurait approuver, je crois, les auteurs qui croient que le mariage est parfois indiqué, d'après eux, les relations sexuelles servant en quelque sorte de dérivatif chez des sujets prétendus pléthoriques ou se livrant à l'onanisme par instinct sexuel exalté. A moins de se trouver en présence de perversion génitale, de véritables cas pathologiques, je ne crois guère à ces ordres impératifs de l'instinct sexuel que la raison ne pourrait réfréner sans répercussion fâcheuse sur l'état de santé ; d'ailleurs un instinct aussi impératif serait bien calmé par l'usage du bromure. Au surplus, cette raison ne peut être suffisante pour conseiller un acte aussi grave que celui de fonder une famille, et, sans insister davantage, on n'a pas besoin de contracter mariage pour mettre en pratique cette prétendue méthode thérapeutique dérivative qui envisage comme nécessaire des rapports sexuels. Bien mieux, ces derniers ne sauraient être conseillés à tous les comitiaux ; une hygiène sévère s'impose à ce point de vue. Il faut user avec modération et non abuser, ne pas oublier surtout que l'inobservance des règles sévères d'une hygiène sexuelle bien comprise peut provoquer l'apparition de troubles névrosiques, hystérie, neurasthénie, état obsédant qui viendront compliquer l'épilepsie.

Je n'ai envisagé au surplus que le côté égoïste en quelque sorte de la question, mais la responsabilité assumée par l'épileptique en se mariant est en quelque sorte double : 1° la responsabilité à l'égard du conjoint ; 2° la responsabilité à l'égard de la descendance possible.

1° A vrai dire la solution du premier problème est simple. J'ai rapporté plus haut en quels termes Legrand du Saule a pittoresquement décrit ce que peut devenir un mariage dont un des conjoints est épileptique. Mais à ses arguments, on peut répondre qu'il existe d'autres médications que le bromure, par exemple le gardénal, médication qui supprimera ces accidents du bromisme, acné, haleine fétide, etc., pouvant créer un sentiment de répulsion à l'égard du malheureux malade. En réalité, il suffit pour le médecin de dire au comitial, venu lui demander son avis sur l'opportunité d'un mariage, ce qui peut arriver à ce point de vue ; il lui conseillera vivement de mettre au courant de son état de santé sa future belle famille. Ce sera aux deux intéressés à prendre une décision, et comme cette dernière, si elle est affirmative, sera le résultat d'une vive affection réciproque, cette affection permettra de supporter les conséquences de l'épilepsie, le mariage n'étant pas par lui-même une cause d'aggravation de cette maladie.

2° L'influence de l'épilepsie sur la descendance est variable. L'épilepsie, ai-je dit, n'est qu'un syndrome; il n'y a pas une épilepsie, mais bien des épilepsies. Éliminons d'abord sans discussion toutes les épilepsies avec démence et troubles mentaux graves. Ainsi voici un malade atteint de crises fréquentes comitiales dues à des lésions encéphaliques; il est porteur de stigmates physiques de dégénérescence; il présente parfois des manifestations légères psychiques, son hérédité vésanique est lourde, car on relève dans ses antécédents des névroses, des manifestations men- tales, des crises convulsives. A tel malade on n'hési- tera pas à lui conseiller très vivement le célibat, en lui montrant toute la responsabilité morale qu'il pourrait encourir si ses enfants naissaient porteurs de tare mentale et exposés eux-mêmes à devenir épileptiques ou vésaniques.

Voici par contre un blessé du crâne qui, à la suite d'un accident, chûte, blessure par éclat d'obus, etc., est atteint de crises comitiales assez rares, sans troubles psychiques, sans manifestation mentale. Je ne crois vraiment pas que cette épilepsie traumatique puisse avoir une répercussion fâcheuse sur la descen- dance et, à un semblable malade, je me crois autorisé à lui permettre le mariage. Mais voici une épilepsie d'origine syphilitique, une épilepsie de nature alcoo- lique; le problème se complique singulièrement. Il faudra examiner l'action possible sur la descendance et de l'épilepsie et de l'infection ou de l'intoxication, syphilis, alcool. Vraiment les facteurs nocifs s'accumulent chez ce malade au point qu'on ne saurait, sans danger, l'autoriser à procréer une famille.

En outre, des considérations sociales interviennent, suivant que le malade se trouvera, de par son mariage, placé dans des conditions d'hygiène, de vie courante, qui seront un élément, soit d'amélioration, soit d'aggravation de l'épilepsie. Il faudra enfin s'assurer qu'une contre-indication au mariage ne vient pas d'un mauvais état général, d'une lésion d'autres organes, etc.

On le voit, on ne saurait vraiment ériger en règle absolue la prohibition du mariage des épileptiques. Certes, ce dernier ne saurait être conseillé; il y aura toujours un risque à courir quant à la santé nerveuse des descendants. Mais chaque cas comporte une solution individuelle; le médecin appréciera toutes les données du problème, jugera de l'importance de tous les facteurs favorables et défavorables et pourra ainsi formuler la réponse que sa conscience lui dictera.

CHAPITRE IV

Vue d'ensemble synthétique du traitement d'une épilepsie essentielle chronique.

A) **TRAITEMENT PRÉVENTIF.** — 1. **Règles d'hygiène générale.** — Vie tranquille, calme, sans émotion, sans surmenage intellectuel, autant que possible à la campagne.

Hydrothérapie tiède, douches, lotions, bains savonneux, frictions au gant de crin;

Régime alimentaire antitoxique avec suppression de toutes boissons excitantes pour le système nerveux. Purges fréquentes avec purgatif salin. — Tisanes diurétiques.

2. **Médications sédatives.** — Tenir une comptabilité exacte des crises. Adopter d'abord un des trois sédatifs, bromure, tartrate borico-potassique, gardenal ou dialacétine.

Commencer par une dose moyenne proportionnée à la fréquence et à l'intensité des crises, soit environ 3 grammes de polybromure, 0 gr. 20 de gardénal, 5 grammes de tartrate borico-potassique.

Augmenter progressivement ces doses jusqu'à obtention du résultat recherché. En cas d'intolérance pour un médicament ou également pour éviter l'accoutumance, essayer tour à tour ces trois sédatifs, les associer, si nécessaire, et s'en tenir ensuite à la combinaison qui donnera les meilleurs résultats.

Ordonner au malade de ne jamais modifier de lui-même les doses prescrites par le médecin.

3. **Médication curative étiologique**. — Ce n'est que par un examen minutieux du malade, par l'étude de ses commémoratifs, de l'évolution de la maladie, par une analyse approfondie de ses diverses fonctions humorales, par un examen de son liquide céphalo-rachidien, de son sang, etc., que l'on pourra se décider pour telle médication, opothérapie, sérothérapie, vaccinothérapie, intervention chirurgicale, etc., paraissant plus particulièrement indiquée chez tel ou tel malade.

B) **LIGNE DE CONDUITE PENDANT L'ATTAQUE COMITIALE**. — 1° Quelques malades avertis par l'aura, peuvent parfois arrêter l'attaque par des procédés variés. En cas d'aura motrice du bras, serrer fortement ce bras avec un lien ou avec les mains. Parfois, des applications d'eau froide, l'ingestion d'un liquide froid, des flagellations énergiques ont un heureux effet inhibiteur. « Les inhalations d'anesthésiques ont été essayées (chloroforme, éther, morphine, nitrite d'amyle, etc.). Mais ces agents, outre que leur absorption est souvent trop lente pour produire l'effet utile, sont parfois eux-mêmes capables de provoquer une attaque. » (Féré.) « Certains intellectuels parviennent à arrêter leurs accès en concentrant, dès les premiers prodromes, leur attention et leur volonté sur une pensée ou sur un acte; dans ce cas il se produit une inhibition du cerveau moteur par le cerveau pensant. » (Grasset.)

C'est souvent le simple hasard qui fait découvrir au malade ce moyen inhibiteur de l'accès. Mais il faut reconnaître que c'est là l'exception et que le plus souvent il est impossible de faire avorter l'attaque.

2° Au moment de l'attaque, il suffit de prendre des

mesures pour éviter au malade, soit des blessures, soit des suffocations.

Le laisser étendu sur le sol, défaire son col de chemise, le maintenir légèrement si les convulsions sont trop fortes, essayer d'entr'ouvrir les mâchoires si la langue est mordue. A la période de stertor, essuyer l'écume sanglante, tirer la langue hors de la bouche ou incliner sur le côté la tête du malade pour éviter une suffocation due à la chute de la langue sur le larynx sous l'influence du décubitus dorsal. En cas d'asphyxie, recourir à la respiration artificielle, aux tractions rythmées de la langue, aux injections d'éther et de caféine.

3° Respecter ensuite le sommeil de la phase stuporale. Ne pas flageller à l'eau froide, ne pas donner un excitant soi-disant pour ramener à la normale l'état intellectuel. Laisser l'état de confusion mentale se dissiper peu à peu en surveillant le malade car des réactions antisociales peuvent alors se produire.

4° Mettre aussitôt le malade pour quelques jours à un régime sévère lacto-végétarien. Le purger. Le mettre au repos, augmenter si nécessaire la dose médicamenteuse sédative.

C) **TRAITEMENT DES COMPLICATIONS. — 1° Etat de mal.** — Alitement dans une chambre bien aérée à l'abri de toute excitation auditive ou lumineuse. Désintoxiquer l'organisme. Saignée de 300 à 400 grammes. Lavement de sérum artificiel. Injection sous-cutanée de sérum artificiel chloruré ou glucosé. Alimentation du malade avec du lait, du glucose et une dose forte de bicarbonate de soude pour parer au danger de l'acidose. Parfois nécessité de la sonde œsophagienne ou nasale. Soutenir le cœur par des toniques cardiaques, tels que spartéine, huile camphrée, etc... Calmer l'éréthisme nerveux. User de la morphine si nécessaire. Donner des lavements, laudanum, chloral, bromure, à doses suffisantes. Faire usage, si nécessaire, de sérum bromuré à introduire par la voie sous-cutanée (Bromure de sodium : 6 grammes. Chlorure de sodium : 1 gr. 50. Eau : 1.000 grammes). Utiliser le *somnijène* par voie intramusculaire. Dérivation sanguine sous la forme de cataplasmes sinapisés sur les membres supérieurs dont on surveillera les effets soi-même, le malade inconscient ne pouvant renseigner sur l'intensité de la révulsion.

2° **Complications psychiques.** — Isolement et surveillance incessante. Cure de désintoxication en cas de confusion mentale. Balnéations. Toniques cérébraux, stimulants légers diffusibles en cas de formes agitées. Parfois, en présence soit de troubles violents de longue durée ou d'un état démentiel progressif, nécessité de l'isolement dans un asile d'aliénés.

D) TRAITEMENT S'ADRESSANT AU TERRAIN. —
Epilepsie sénile : Traitement de l'artério-sclérose, de l'hypertension et de la néphrite interstitielle.

Epilepsie toxique : Traitement de l'alcoolisme, du saturnisme, etc...

Epilepsie infectieuse : Traitement syphilitique intensif en cas de syphilis.

Epilepsie autotoxique : Traitement dirigé contre la diathèse arthritique, le diabète, l'insuffisance hépatique, les insuffisances endocriniennes (Thyroïde, testicule, ovaire, hypophyse).

« Guérir les causes, disait Tissot, les prévenir, changer la disposition épileptique du cerveau, c'est guérir l'épilepsie. »

C'est en tenant compte de toutes les indications thérapeutiques tirées de l'étiologie, des lésions présumées tant du cerveau que des autres organes, de l'intensité et de la fréquence des crises, de l'évolution de la maladie, de l'état du terrain général que l'on pourra établir un traitement rationnel de l'épilepsie, la guérir parfois, mais presque toujours du moins en modérer les manifestations tant dans leur fréquence que dans leur intensité.

On permettra ainsi à ces malheureux déshérités de goûter enfin aux plaisirs de l'activité sociale, délivrés qu'ils seront de cette lourde et déprimante impression de fatalité inéluctable, de cette préoccupation constante de l'accès imprévu.

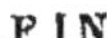

FIN

TABLE DES MATIERES

DEUXIÈME PARTIE

LES ÉPILEPSIES

TROISIÈME PARTIE

LA THÉRAPEUTIQUE DES ÉPILEPSIES

Bibliothèque
des Connaissances médicales

DIRIGÉE PAR LE DOCTEUR APERT

AVERTISSEMENT

La librairie Flammarion entreprend, sous le titre
de *Bibliothèque des Connaissances médicales*, la publi-
cation d'une série de volumes sur les sujets les plus
intéressants des sciences médicales ; la liste des
premiers volumes parus ou en préparation, telle
qu'on la trouvera ci-dessous, montrera que les auteurs
qui ont bien voulu nous apporter leur collaboration,
appartiennent au corps enseignant de nos Facultés
et Ecoles de médecine, ou au corps médical de nos
hôpitaux ; elle témoigne à elle seule de la compé-
tence et de la conscience avec laquelle sont écrits ces
volumes.

Ils sont rédigés de telle sorte que leur lecture,
non seulement soit intéressante et fructueuse pour
les médecins et pour les étudiants en médecine, mais
aussi soit accessible au grand public cultivé,
dépourvu de connaissances spéciales, mais apte, par
une bonne instruction générale, à comprendre des
sujets scientifiques spéciaux, pourvu qu'ils soient
clairement exposés.

Il a suffi pour cela d'exprimer en français usuel les
choses telles qu'elles sont, en n'employant les mots
techniques indispensables qu'après avoir expliqué
leur signification, et en débarrassant le style médical
de ces formules cabalistiques héritées de nos pères,

conservées par la tradition, respectables certes du fait même de leur ancienneté, mais qu'il y a intérêt à abandonner comme nous avons abandonné la robe doctorale et la perruque.

Nous sommes convaincus, en agissant ainsi, de satisfaire les médecins eux-mêmes. La science médicale s'est dans ces dernières années tellement perfectionnée, et forcément tellement compliquée; elle s'est subdivisée en tant de spécialités particulières dont chacune a son langage spécial, que bien des médecins praticiens n'ont pu suivre le détail de cette évolution, et seront heureux de trouver exposées dans ces volumes les notions récemment introduites en médecine, dépouillées d'une nomenclature trop spéciale et trop technique.

Rien ne s'oppose à une telle simplification et clarification du langage médical. La médecine n'est plus maintenant ce qu'elle a été trop longtemps, une sorte d'art hermétique. Au temps des bonnets pointus, plus récemment même, au temps de la redingote, de la cravate blanche, du tube, et de l'allure sacerdotale, le médecin se souciait peu d'expliquer au malade des faits qui pour lui-même restaient le plus souvent inexplicables, et il se contentait d'édicter comme un oracle des prescriptions quelque peu sybillines.

Aujourd'hui, la médecine est devenue sur bien des points, sinon une science exacte, tout au moins un art s'appuyant sur des notions scientifiquement démontrées. Le médecin doit pouvoir les concevoir et les retenir clairement, et les exposer non moins clairement aux malades et à leur entourage, de plus en plus avides de connaissances médicales, et de mieux en mieux renseignés sur les choses de la médecine. Mieux éclairés, ceux-ci appliqueront avec une compréhension plus complète les prescriptions médicales et il y aura tout profit, et pour les malades, et pour les médecins, et pour la santé nationale.

Malheureusement, quels que soient le zèle et le dévouement du médecin, le temps lui manque la plupart du temps pour pouvoir expliquer par le menu à son malade même cultivé, mais dépourvu de notions préalables nécessaires, ce qu'il y a intérêt à ce que celui-ci sache des origines, des retentissements, des conséquences de son mal; des volumes, comme ceux que nous offrons à la fois au public médical et au public non médical, aideront à satisfaire ce besoin et donneront au grand public les notions fondamentales indispensables pour comprendre et appliquer avec fruit les explications et les recommandations du médecin.

Je sais bien que d'aucuns craignent la diffusion d'une science insuffisante, qui, dans des mains bien intentionnées, mais peu expertes, risquerait de devenir trop audacieuse. Mais le meilleur moyen de remédier à cet inconvénient n'est-il pas justement d'instruire mieux le grand public, et de lui faire comprendre que la meilleure part de la science médicale est moins faite de thérapeutique et de médications (qui demeurent, sous peine de désastres, l'apanage du médecin), que de prophylaxie et de prescriptions hygiéniques, qui, justement, ne peuvent donner leur pleine efficacité que par la diffusion la plus grande possible des notions médicales fondamentales

Ce sont ces grandes notions médicales qu'à l'occasion des maladies les plus fréquentes, les plus importantes et les mieux connues, nous exposerons dans ces volumes. Qu'on ne se méprenne donc pas. On n'y trouvera pas des « recettes » permettant aux profanes de se soigner eux-mêmes; le traitement proprement dit, et surtout le traitement médicamenteux, doit être approprié à chaque malade en particulier, car chaque malade diffère du voisin par son tempérament, par ses antécédents, par les associations morbides éventuelles, etc.; une telle appropriation du traitement au malade ne peut être faite que par le médecin traitant et reste variable avec chaque malade. Les malades, certes, pourront lire avec fruit ceux de ces volumes qui concernent leur mal; ils n'y trouveront pas le moyen de se passer du médecin, mais celui très appréciable de profiter plus utilement de ses avis.

Plus encore qu'aux malades, nous nous adressons aux personnes de plus en plus nombreuses qui veulent s'instruire sur l'état actuel des connaissances médicales, en considérant qu'étant hommes rien d'humain ne doit leur être étranger. Qu'y a-t-il de plus humain que le corps humain lui-même, et de plus intéressant pour l'homme que l'étude de sa propre personne, de ses merveilles — car le corps humain en est plein, — et de ses tares éventuelles — non moins nombreuses malheureusement?

La soif de telles connaissances est naturelle, mais le public ne pouvait guère la satisfaire jusqu'à présent que par des breuvages mal appropriés, indigestes pour son estomac non accoutumé s'ils étaient vraiment scientifiques, ou déplorablement incomplets ou même falsifiés dans le cas contraire. Nous avons donc conscience, avec la nouvelle bibliothèque, de répondre à un besoin inassouvi du public éclairé, et nous avons le ferme espoir qu'elle trouvera près de lui bon accueil.

Docteur APERT.

Faculté, médecin de l'hôpital Laënnec. *Sécrétions internes et psychonévroses.*

— Le Damany, professeur à l'École de médecine de Rennes. *La luxation congénitale de la hanche*

— Le Mée, oto-rhino-laryngologiste des hôpitaux de Paris. *L'audition.*

— Léri, professeur agrégé à la Faculté, médecin de l'hôpital Cochin. *Les Rhumatismes chroniques.*

— Lian, médecin des hôpitaux et André Finot. *L'hypertension artérielle.*

— Louste, médecin de l'hôpital Saint-Louis. *Les Eczémas.*

— Milian, médecin de l'hôpital Saint-Louis. *L'hérédité syphilitique.*

— Nobécourt, professeur de clinique infantile à la Faculté, médecin de l'hôpital des Enfants-Malades. *Les syndromes endocriniens chez les enfants.*

— Perrin, professeur agrégé à la Faculté de Nancy et Mathieu (de Brides). *L'obésité.*

— Ribadeau-Dumas, médecin de la Maternité. *Les débuts de la tuberculose infantile.*

— Ribierre, professeur agrégé à la Faculté, médecin de l'hôpital Laënnec. *L'insuffisance cardiaque.*

— Stévenin, ex-chef de clinique de la Faculté. *La Coqueluche.*

— Tixier, médecin des hôpitaux de Paris. *Les anémies.*

4158-10-22. — PARIS. — IMP. HEMMERLÉ, PETIT & Cie.
Rue de Damiette, 2, 4 et 4 *bis*.

BIBLIOTHÈQUE DES CONNAISSANCES MÉDICALES

Format in-18 jésus

Volumes parus :

Dr APERT
Médecin de l'hôpital des Enfants-Malades
Vaccins et sérums. 1 vol.
broché **7 50**

Dr Germain BLECHMANN
Ex-chef de clinique à la Faculté
Les péricardites aiguës. Illus-
trations, 1 vol. broché . . . . **10 »**

Dr F. CESTAN
Médecin des Hôpitaux, Professeur de clinique
à la Faculté de Toulouse
Les épilepsies. 1 vol. broché . **7 50**

Dr DUBREUIL-CHAMBARDEL
Les scolioses. Illustrations,
1 vol. broché . . . . **10 »**

Dr A. DUCOURNAU
Chef de clinique à l'École de Stomatologie
Dents et maux de dents.
Illustrations, 1 vol. broché . **7 50**

Dr DUHEM
Chef du laboratoire de radiologie de l'hôpital
des Enfants-Malades
**L'emploi des Rayons X en
médecine.** Illustrations,
1 vol. broché . . . . **10 »**

Dr RATHERY
Professeur agrégé à la Faculté, médecin
de l'hôpital Tenon
Le diabète sucré. 1 vol.
broché **7 50**

Dr Clément SIMON
Médecin de l'Infirmerie spéciale
de Saint-Lazare
La syphilis. Illustrations,
1 vol. broché . . . . **10 »**

Volumes en préparation :

Dr L. DAMANY
Professeur à l'École de médecine de Rennes
**La luxation congénitale de la
hanche.**

Dr Maurice PERRIN
Professeur à la Faculté de médecine de Nancy
& Dr Paul MATHIEU,
ancien interne des hôpitaux de Nancy
L'obésité.

Dr Henri VERGER
Professeur de médecine légale à l'Université
de Bordeaux, médecin des hôpitaux
**L'évolution des idées médicales
sur la responsabilité des délin-
quants.**

5491. — Paris. — Imp. Hemmerlé, Petit et Cⁱᵉ, 11-22.